中华医学养生保健丛书

按摩取穴
速查手册

李彦龙 ◎ 编著

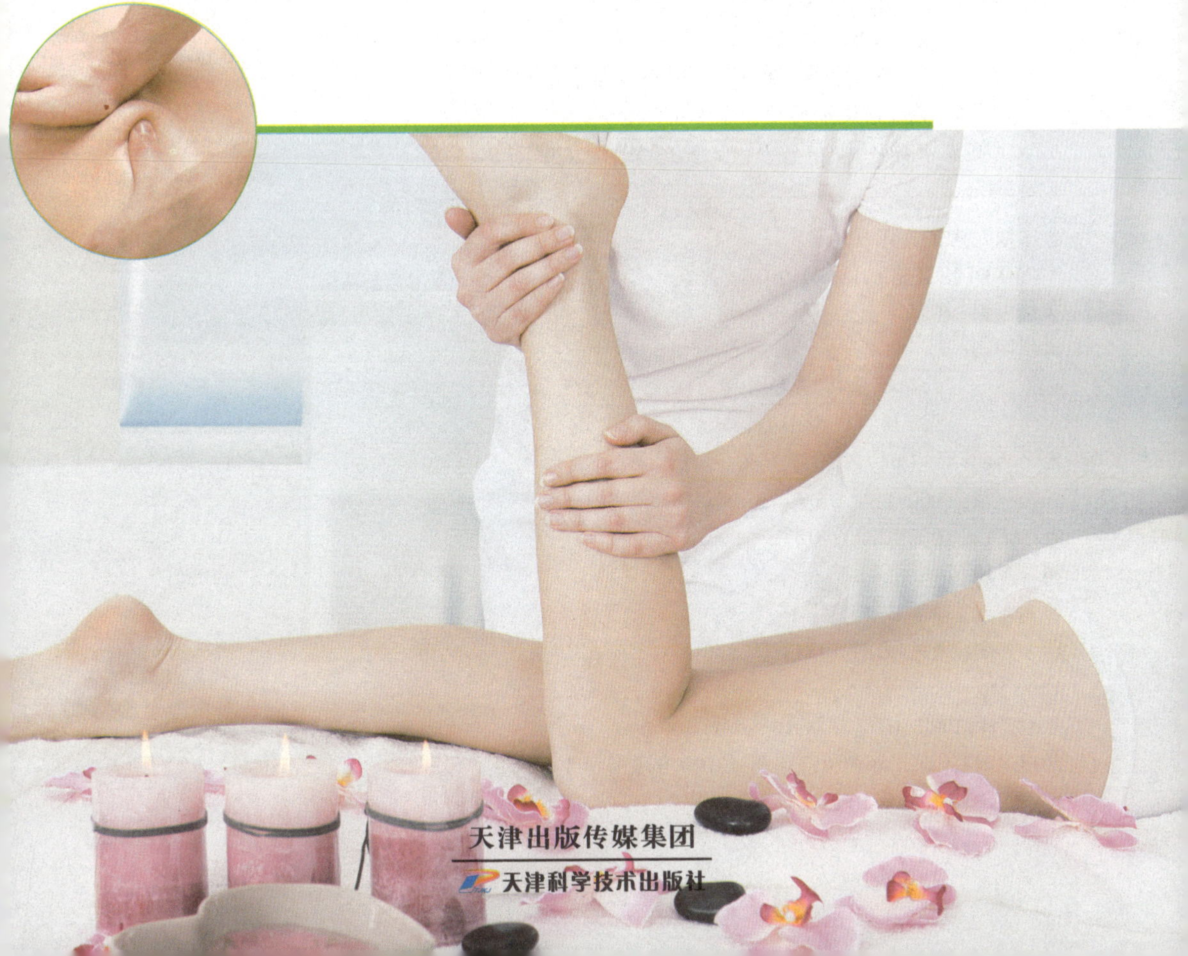

天津出版传媒集团
天津科学技术出版社

图书在版编目(CIP)数据

按摩取穴速查手册 / 李彦龙编著. -- 天津:天津科学技术出版社, 2013.12(2019.9 重印)
ISBN 978-7-5308-8569-7

Ⅰ.①按… Ⅱ.①李… Ⅲ.①循经取穴-穴位按压疗法-手册 Ⅳ.①R245.9-62

中国版本图书馆 CIP 数据核字(2013)第 302265 号

按摩取穴速查手册
ANMO QUXUE SUCHA SHOUCE
责任编辑:张建锋
责任印制:王　莹

出　　版:	天津出版传媒集团
	天津科学技术出版社
地　　址:	天津市西康路 35 号
邮　　编:	300051
电　　话:	(022) 23332402
网　　址:	www.tjkjcbs.com.cn
发　　行:	新华书店经销
印　　刷:	晟德(天津)印刷有限公司

开本 710×1000 1/16　印张 10　字数 160 000
2013 年 12 月第 1 版第 1 次印刷　2019 年 9 月第 1 版第 3 次印刷
定价:36.00 元

Preface
前 言

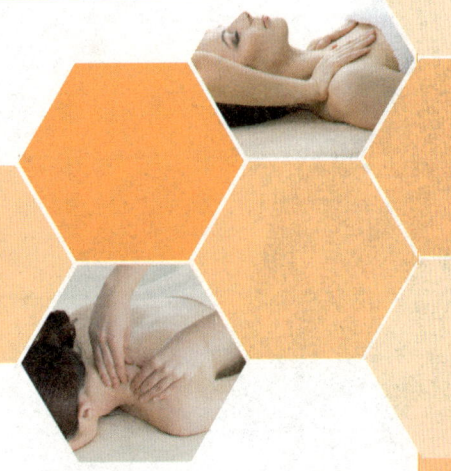

　　按摩，自古以来就是一种治疗手段，也是医疗的起源。大部分的人都尝试过在感到疼痛或不适时，自然而然用手摩搓或推压来减轻疼痛。为了促进中医传统手法的学术交流，让中医按摩得到进一步的推广，我们编著了《按摩取穴速查手册》一书，我们以中医基础理论为指导，结合现代医学知识，对中华按摩做了比较系统的论述。

　　本书共分为五章。第一章主要介绍了按摩的发展史、特点、作用、分类及按摩的注意事项、禁忌证等。第二章主要介绍了经络与腧穴。第三、四章主要介绍了成人及小儿按摩的常用穴位。第五章主要介绍了各种病症的按摩疗法。需要特别说明的是，由于编者水平所限，不足之处敬请谅解，希望读者朋友与业内同人批评指正。

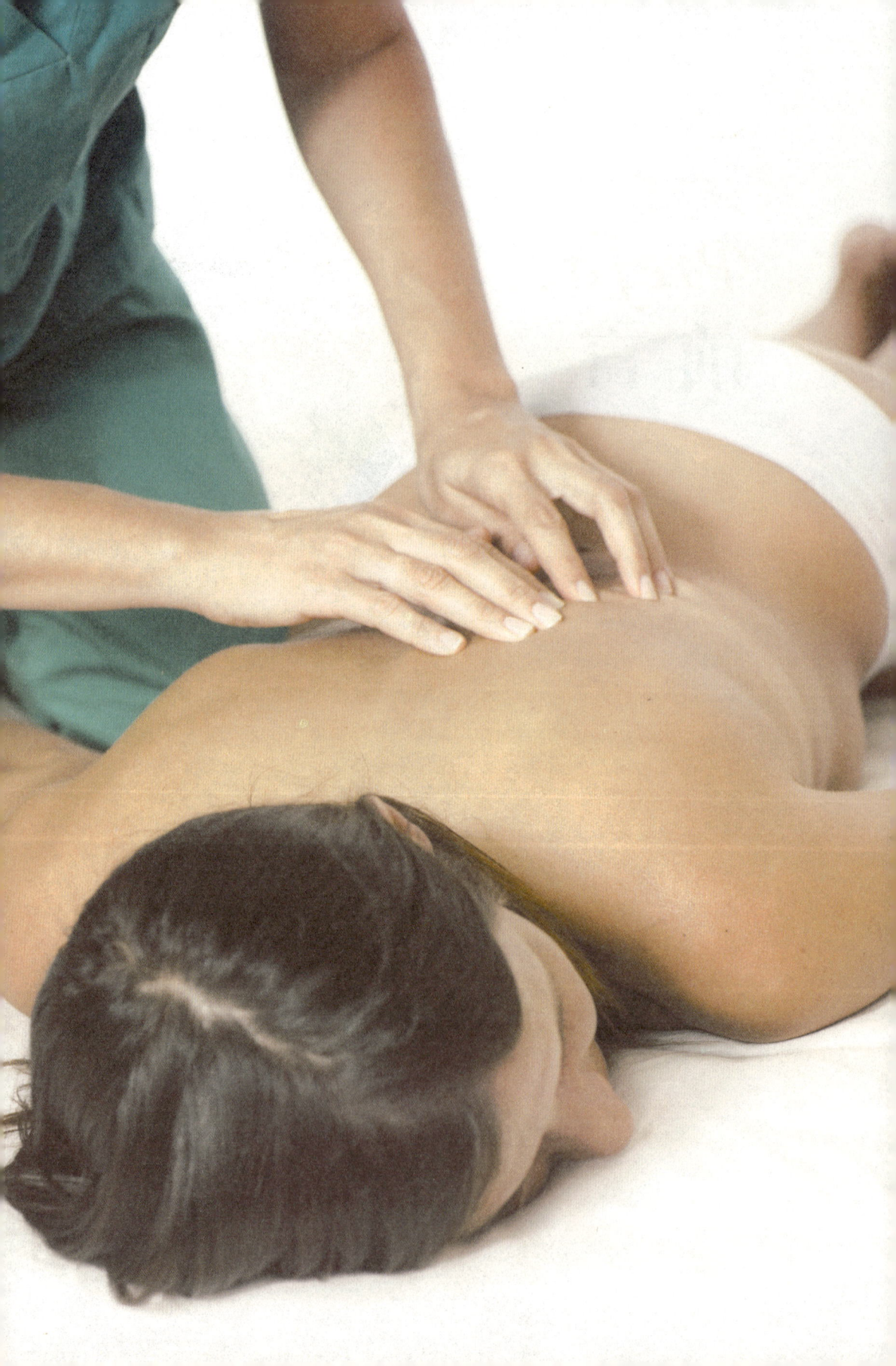

目录 CONTENTS

第一章　中医按摩的概述

一、按摩的发展史 /2
1. 原始社会 /2
2. 商代时期 /2
3. 春秋战国时期 /2
4. 秦汉时期 /2
5. 三国时期 /3
6. 魏晋隋唐时期 /3
7. 宋金元时期 /4
8. 明清时期 /4
9. 民国至今 /4

二、按摩的特点 /5
1. 安全可靠 /5
2. 简便易学 /5
3. 减少痛苦 /5
4. 经济实用 /6

三、按摩的作用 /6
1. 疏通经络 /6
2. 调和气血 /6
3. 平衡阴阳 /7
4. 提高免疫力 /7

四、按摩的分类 /7
1. 医疗按摩 /7
2. 保健按摩 /8
3. 运动按摩 /8

五、按摩的手法 /10
1. 按法 /10
2. 摩法 /11
3. 推法 /12
4. 拿法 /13
5. 揉法 /13
6. 点法 /14
7. 摇法 /14
8. 捏法 /15
9. 抖法 /16
10. 拔伸法 /16
11. 扳法 /17
12. 叩法 /18

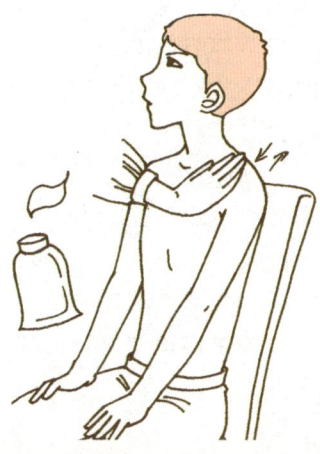

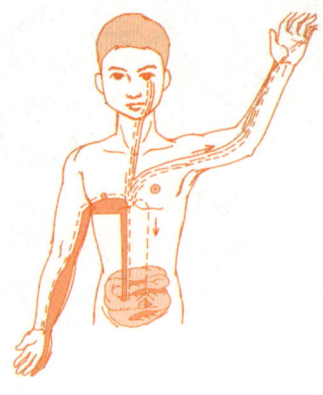

13. 擦法 / 19
14. 搓法 / 19
15. 拨法 / 19
16. 抹法 / 20
17. 勒法 / 20
18. 掐法 / 21
19. 背法 / 21
20. 踩法 / 22
21. 捻法 / 22
22. 捏脊法 / 22
23. 抖拉法 / 23
24. 振颤法 / 24
25. 点按法 / 24
26. 疏散法 / 25

六、按摩取穴的原则 / 26
1. 取阿是穴 / 26
2. 远部取穴 / 26
3. 近部取穴 / 26
4. 局部取穴 / 26
5. 远近配穴 / 26

七、按摩的次数与补泻 / 26

八、按摩的适应证与禁忌证 / 27
1. 适应证 / 27
2. 禁忌证 / 27

九、按摩的注意事项 / 28
1. 一般按摩的注意事项 / 28
2. 成人按摩的注意事项 / 28
3. 儿童按摩的注意事项 / 29

十、出现不良反应的处理方法 / 29
1. 晕厥 / 30
2. 疼痛加重 / 30
3. 岔气与肌肉损伤 / 30

第二章 经络与腧穴

一、经络 / 32
1. 经络的组成 / 32
2. 经络的作用 / 33
3. 经络的分布 / 34

二、腧穴 / 36
1. 腧穴的分类 / 36
2. 腧穴的治疗作用 / 37

第三章 成人按摩的常用穴位

一、头面部常用穴 / 40
1. 人中 / 40
2. 迎香 / 40

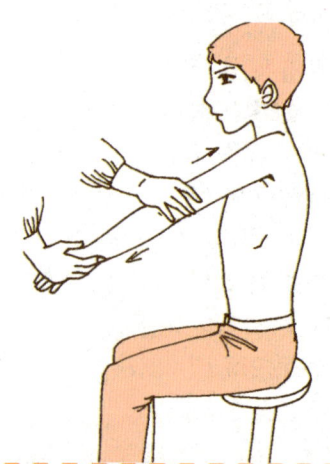

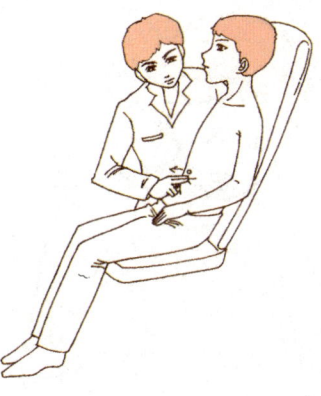

3. 地仓 / 40
4. 下关 / 41
5. 太阳 / 41
6. 颧髎 / 41
7. 睛明 / 41
8. 印堂 / 41
9. 百会 / 41
10. 胆经 / 41

二、颈项部常用穴 / 42

1. 风池 / 42
2. 肩井 / 42
3. 大椎 / 42
4. 天鼎 / 42
5. 桥弓 / 43
6. 缺盆 / 43
7. 翳风 / 43
8. 人迎 / 43

三、肩背部常用穴 / 44

1. 肺俞 / 44
2. 心俞 / 44
3. 膈俞 / 44
4. 肝俞 / 44
5. 胆俞 / 45
6. 脾俞 / 45
7. 胃俞 / 45
8. 臑俞 / 45
9. 天宗 / 45
10. 巨骨 / 45

四、腰臀部常用穴 / 46

1. 命门 / 46
2. 肾俞 / 46
3. 腰眼 / 46
4. 大肠俞 / 46
5. 次髎 / 47
6. 居髎 / 47
7. 环跳 / 47

五、胸腹部常用穴 / 48

1. 天突 / 48
2. 璇玑 / 48

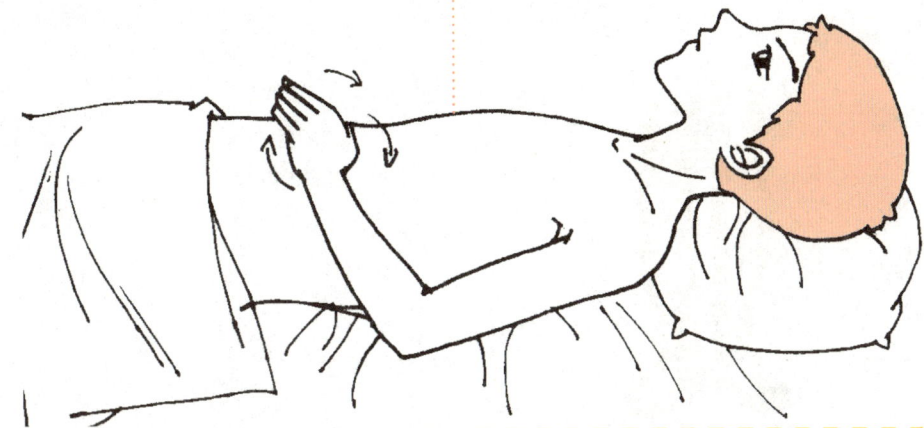

3.膻中 / 48

4.乳根 / 48

5.期门 / 49

6.中脘 / 49

7.神阙 / 49

8.气海、关元 / 49

9.天枢 / 49

10.阑门 / 49

六、上肢部常用穴 / 50

1.中冲 / 50

2.合谷 / 50

3.中渚 / 50

4.后溪 / 50

5.列缺 / 50

6.内关 / 51

7.尺泽 / 51

8.少海 / 51

9.外关 / 51

10.曲池 / 51

11.肩髃 / 51

12.肩髎 / 51

七、下肢部常用穴 / 52

1.涌泉 / 52

2.至阴 / 52

3.昆仑 / 52

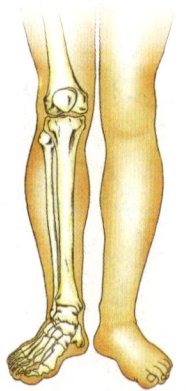

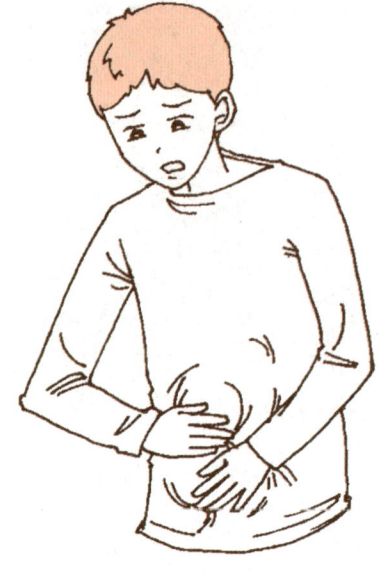

4.太冲 / 52

5.公孙 / 52

6.三阴交 / 52

7.阴陵泉 / 53

8.内庭 / 53

9.足三里 / 53

10.阳陵泉 / 53

11.承山 / 53

12.委中 / 53

第四章　小儿按摩的常用穴位

一、头面部常用穴 / 55

1.天门 / 55

2.坎宫 / 55

3.眉心 / 55

4.山根 / 55

5.牙关 / 55

6.太阳 / 56

7.耳后高骨 / 56

二、项背部常用穴 / 56

1. 天柱骨 / 56

2. 督脊 / 56

3. 七节骨 / 57

4. 龟尾 / 57

三、胸腹部常用穴 / 57

1. 膻中 / 57

2. 乳旁 / 57

3. 腹 / 57

4. 胁肋 / 58

5. 脐 / 58

6. 丹田 / 58

四、上肢部常用穴 / 58

1. 脾经 / 58

2. 肝经 / 59

3. 心经 / 59

4. 肺经 / 59

5. 肾经 / 59

6. 胃经 / 59

7. 大肠 / 59

8. 小肠 / 60

9. 板门 / 60

10. 大横纹 / 60

11. 内劳宫 / 60

12. 内八卦 / 60

13. 小横纹 / 60

14. 四横纹 / 61

15. 三关 / 61

16. 六腑 / 61

17. 天河水 / 61

18. 外劳宫 / 61

19. 外八卦 / 61

20. 五指节 / 62

21. 老龙 / 62

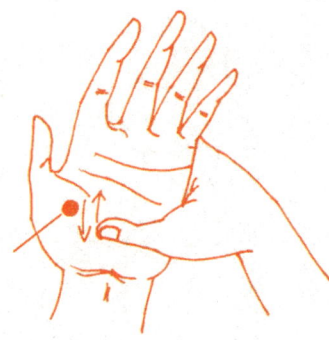

22. 十王 / 62

23. 端正 / 62

24. 精宁 / 62

25. 威灵 / 62

26. 一窝风 / 62

27. 膊阳池 / 63

28. 二扇门 / 63

五、下肢部常用穴 / 63

1. 百虫 / 63

2. 箕门 / 64

3. 前承山 / 64

4. 后承山 / 64

5. 膝眼 / 64

第五章　各种病症的按摩疗法

一、发热的按摩疗法 / 66

二、支气管炎的按摩治疗 / 66

三、低血压的按摩疗法 / 67

四、心慌的按摩疗法 / 68

五、按摩治疗心口疼 / 69

六、腹痛的紧急止痛手法 / 70

七、按摩止腹泻 / 71

八、按摩治疗便秘 / 72

九、按摩治疗胃痛 / 74

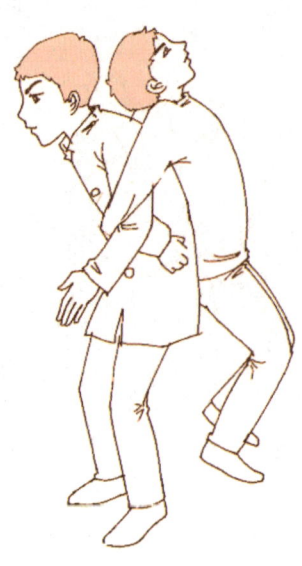

十、按摩疗法止呕吐 / 75

十一、按摩疗法排胆石症 / 76

十二、按摩治疗肾绞痛 / 78

十三、按摩治疗肛门脱出症 / 79

十四、按摩治疗泌尿系统感染 / 80

十五、按摩可促进

截瘫病人的康复 / 81

十六、按摩治疗类风湿 / 82

十七、按摩治疗冻疮 / 84

十八、按摩治疗肩周炎 / 85

十九、按摩治疗肩关节扭挫伤 / 86

二十、按摩治疗肘关节扭挫伤 / 87

二十一、按摩治疗网球肘 / 88

二十二、按摩治疗腕关节扭挫伤 / 89

二十三、按摩治疗

指间关节扭挫伤 / 90

二十四、按摩治疗弹响指 / 91

二十五、按摩治疗岔气 / 91

二十六、按摩治疗腰背酸痛 / 93

二十七、按摩治疗急性腰扭伤 / 94

二十八、按摩治疗

腰椎间盘突出症 / 95

二十九、按摩治疗膝关节损伤 / 97

三十、按摩治疗小腿肚子抽筋 / 98

三十一、骨折后遗症的恢复按摩 / 99

三十二、按摩治疗小儿发热 / 100

三十三、按摩治疗小儿流口水 / 101

三十四、按摩治疗小儿消化不良 / 102

三十五、按摩治疗

小儿夜间啼哭不止 / 102

三十六、按摩治疗小儿便秘 / 103

三十七、按摩治疗小儿尿床 / 104

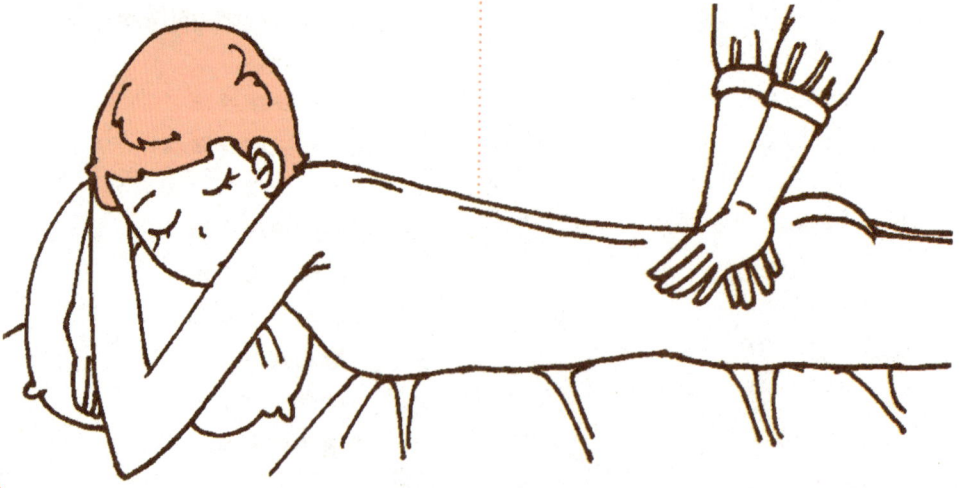

三十八、按摩治疗小儿斜颈 / 105
三十九、按摩治疗小儿
　　　　麻痹后遗症 / 106
四十、按摩治疗遗精 / 107
四十一、按摩治疗早泄 / 108
四十二、按摩治疗阳痿 / 110
四十三、按摩治疗精子缺乏症 / 112
四十四、按摩治疗不射精症 / 114
四十五、按摩治疗
　　　　阴茎异常勃起 / 115
四十六、解除性冷感
　　　　的按摩手法 / 117
四十七、夫妻爱抚按摩 / 118
四十八、按摩疗法可强体促孕 / 120
四十九、按摩治疗老年男性
　　　　排尿困难 / 122
五十、按摩治疗性功能减退 / 123
五十一、按摩治疗经前紧张症 / 124
五十二、按摩治疗痛经 / 125
五十三、按摩治疗闭经 / 126
五十四、按摩治疗经血过多 / 126
五十五、按摩治疗月经不调 / 128
五十六、按摩治疗经期吐血 / 129
五十七、按摩治疗阴部瘙痒 / 130

五十八、按摩治疗带下症 / 131
五十九、按摩治疗盆腔炎 / 132
六十、按摩治疗妊娠反应 / 133
六十一、按摩治疗孕期浮肿 / 134
六十二、按摩治疗胎位不正 / 134
六十三、按摩治疗子宫后倾 / 135
六十四、按摩治疗产前和
　　　　产后腹痛 / 135
六十五、按摩治疗乳汁不足 / 136
六十六、按摩治疗
　　　　乳房红肿疼痛 / 137
六十七、按摩治疗
　　　　产后大便不通 / 139
六十八、按摩治疗
　　　　产后汗出淋漓 / 140
六十九、按摩治疗引产和
　　　　流产后腹痛 / 141
七十、按摩治疗子宫下垂 / 142
七十一、子宫、乳房切除后
　　　　的按摩 / 143
七十二、按摩治疗乳腺增生 / 144
七十三、按摩治疗产后受风 / 145
七十四、平安度过更年期的
　　　　按摩疗法 / 147

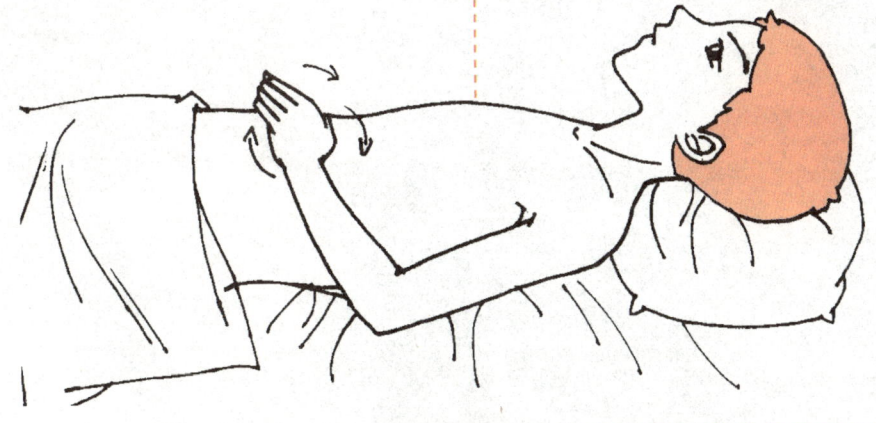

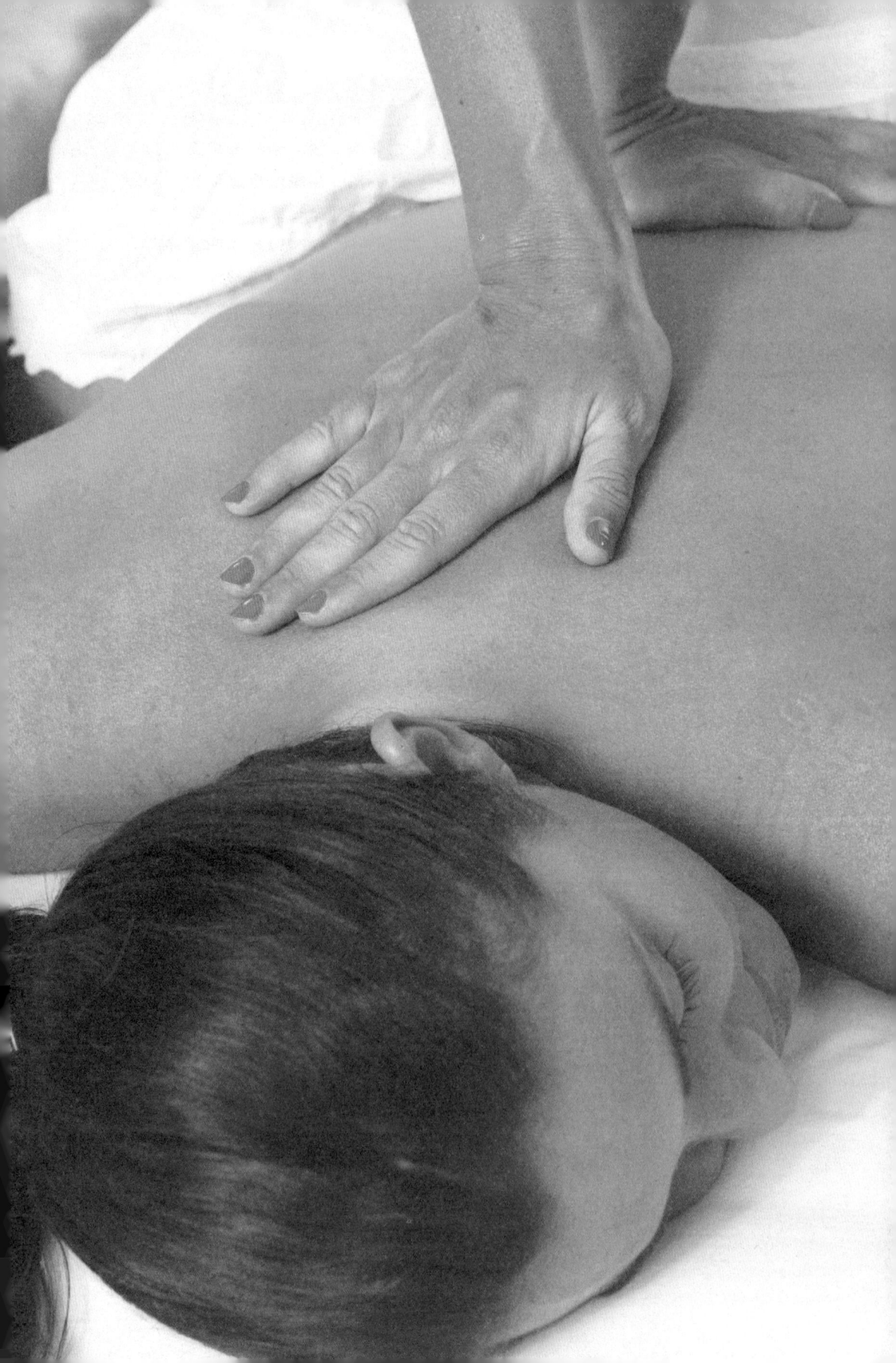

第一章

中医按摩的概述

ZHONG YI AN MO DE GAI SHU

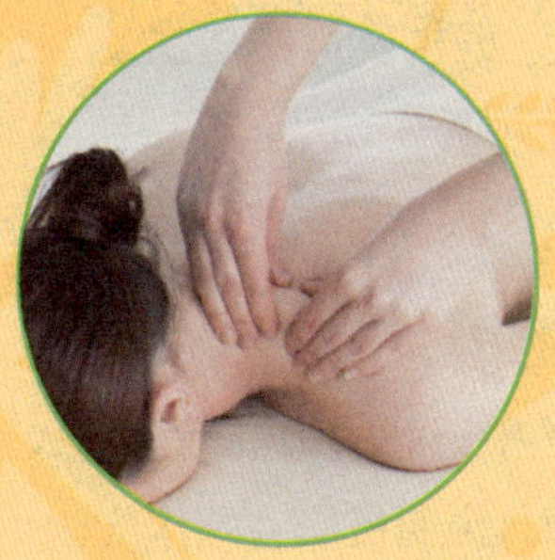

第一章 中医按摩的概述

按摩是以中医的脏腑、经络学说为理论基础,并结合西医的解剖和病理诊断,而用手法作用于人体体表的特定部位以调节机体生理、病理状况,达到理疗目的的方法。

一、按摩的发展史

按摩是中国最古老的医疗方法。按摩,又称推拿,古称按硗、案杌等,是我国劳动人民在长期与疾病斗争中逐渐总结认识和发展起来的。

1. 原始社会

在原始社会,原始人在生产劳动或与野兽搏斗中,必定有一些外伤发生。出现疼痛,他们会自然地用手去抚摩、按揉,以至减轻疼痛;当人体的某一部位受到损伤出血时,人们便本能地用手按压以止血;当损伤使局部部位隆起时,人们又本能地通过抚摩、揉动使隆起变小或消失,从而缓解了肿痛。另外人们发现,用石片等刮擦某些部位能缓解一些特定的病痛,人类本能地重复应用一些能够祛病的抚摩按揉手法,经过时间的延续,这些手法得到发展和积累。在长期的认识实践过程中,按摩逐渐从无意识的偶然动作演变成为人们自由运用的、系统的治疗方法。约在几千年前,我国祖先就为按摩奠定了基础,并逐步形成我国的按摩学科。

2. 商代时期

从商代殷墟出土的甲骨文卜辞中可以发现,早在公元前14世纪,就有"按摩"的文字记载。在中国古代文献《史记·扁鹊仓公列传》中说:"上古之时,医有俞跗,治病不以汤药……而以桥引、案杌、毒熨等法。"这些记载中的"桥引""案杌"都指的是按摩。

3. 春秋战国时期

春秋战国及其以前时期,《庄子》《老子》《旬子》《墨子》等著作也提到了锻炼及自我按摩的方法。《周礼疏》中记载的扁鹊治愈虢太子尸厥的医案,不仅说明这种综合性治疗产生的奇特效果,而且说明按摩在临床应用中的重要作用。

4. 秦汉时期

秦汉时期出现了中国现存最早的医典——《黄帝内经》,共36卷162篇,其中《素问》9篇论及按摩,《灵枢》有5篇论述按摩。《黄帝内经》不仅记载了按摩的起源，而且指出了按摩的作用和应用，对按摩疗法有了较为具体的论述，为后世继承和发扬按摩奠定了理论基础。《素问·血气形志篇》说："形数惊恐，经络不通，病生于不仁，治之以按摩、醪酒。"指出了经络不通，气血不通，人体中的某个部位就会出现疾患，在治疗上可以用按摩的方法疏通经络气血，达到治疗的作用。《黄帝内经》中曾有按摩工具的记载，《九针》中的"圆针"，既用于针灸，也用于按摩，常配合使用。秦汉时期，按摩已经成为医疗上主要的治疗方法之一。根据《汉书·艺文志》记载，我国第一部按摩专著《皇帝岐伯按摩十卷》（已佚）也在此时期问世。

5.三国时期

在三国时期，开始形成按摩与导引、外用药物配合应用的方法，出现膏摩、火灸。名医华佗曰："伤寒得始，一日在皮肤，在膏摩火灸即愈。"他还根据虎、鹿、熊、猿、鸟式动作，创造了最早的按摩导引术——五禽戏。

6.魏晋隋唐时期

魏、晋、隋、唐时期，设立了按摩科，又相应建立了按摩医政。《隋书·五官志》中有按摩博士2人的记载，这说明隋代已设有按摩博士的官职。《旧唐书·职官志》载有按摩博士1人，保健按摩师4人，按摩工16人，按摩生15人。按摩博士在

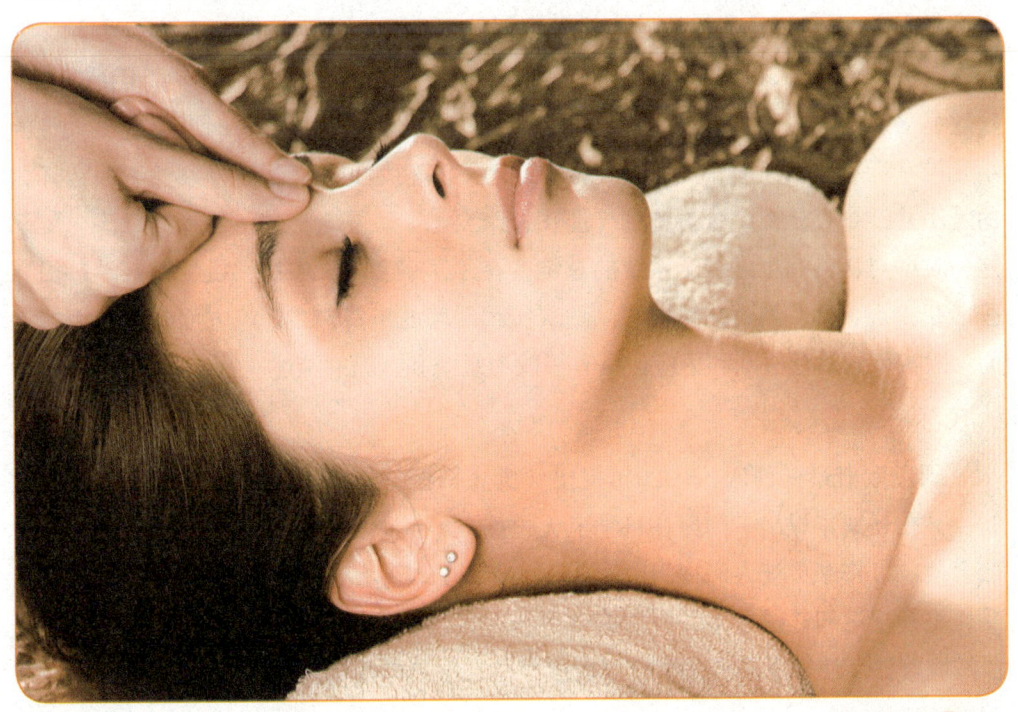

保健按摩师和按摩工的协助下，指导按摩生学习按摩导引之法，在官府重视下开始了有组织地开展按摩教学活动。此时有按摩专著问世，如《按摩导引经十卷》。隋代的《诸病源候论》，每卷之末均有导引按摩之法；《千金要方》云"小儿虽无病，早起常以膏摩卤上及足心，甚逼风寒。"；《唐六典》曰："按摩可除八疾，'风、寒、暑、湿、饥、饱、劳、逸'"。在这一时期，已经基本上形成了系统的按摩疗法。

7. 宋金元时期

宋、金、元时期，按摩疗法得到了进一步的发展。这时，不仅其治疗范围扩大了，而且还将按摩用于妇科催产。宋代庞安时"为人治病，率十愈八九。有民间孕妇将产，七日而子不下，百术无所效，令其家人以汤温其腰腹，自为上下抚摩，孕者觉肠胃微痛，呻吟间生一男子。"这说明当时按摩对处理难产已经积累了丰富的实践经验。

8. 明清时期

到了明代，太医院将按摩列为医政十三科之一。随着按摩的进一步发展，许多按摩专著相继问世，以小儿推拿方面的专著居多，如中国现存最早的小儿按摩书籍《小儿按摩经》及《小儿推拿方脉活婴秘旨全书》《小儿推拿秘旨》等。

清代，"崇儒尊道"的封建礼教占据统治地位，认为按摩"有伤大雅"，属劳力者的"贱技"，系非"奉君之道"，遂使按摩术遭到政府的冷落。但由于按摩疗效显著，故在民间仍有发展，特别是小儿推拿比较盛行。这一时期出现了大量的小儿推拿专著，如熊应雄的《小儿推拿广意》、骆如龙的《优科推拿法》、钱怀村的《小儿推拿直录》、张振钧的《厘正按摩要术》、夏云集的《保赤推拿法》等。这一时期对伤科病也进行了系统的总结，在《医宗金鉴》中把"摸、接、端、提、按、摩、推、拿"列为伤科八法。随着实践经验的丰富，在理论方面有了很大的提高，对按摩的治疗法则和适应证也有了较为系统和全面的论述。

9. 民国至今

国民政府崇尚西医，1929年提出"废止旧医，以扫除医事卫生之障碍"的方针，又在1936年提出"国医在科学上无根据"，一律不许执业，从而排斥了中医的社会地位，按摩更被人们视为医家小道。于是，从事按摩行业者寥寥无几。与此相反，巫神之道却趁机行事，假借按摩手技为其说教涂脂抹粉、故弄玄虚，严重歪曲了按摩疗法。使得真正的按摩疗法仅仅停留在家传口授的窘地。

1949年以后,各地办起了按摩推拿学校、专科医院。按摩推拿的治疗范围包括了内、外、妇、儿、五官等各科疾病。同时还开展了按摩作用和治病机理的初步研究,以及按摩推拿历史文献的整理工作,出版了《按摩疗法》《中医推拿讲义》《中医按摩学简编》《中医按摩脏腑图点穴法》《新推拿十八法详解》等按摩专著。

20世纪70年代末,进一步重视中医的发展,其中按摩教育和医疗机构也纷纷建立或恢复。上海、北京、河南、陕西、山西等省市相继恢复兴办了按摩学校,一些中医院校增设了针推系,培养了数已千计的按摩人才。1980年代,长春大学、南京中医药大学、新疆中医学院、北京联合大学,相继开办了盲人按摩大专班和本科班。1990年代,中国残疾人联合会成立了中国盲人按摩中心,对盲人保健按摩和医疗按摩实施规范化行业管理。

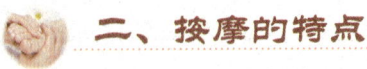

二、按摩的特点

1. 安全可靠

俗话说"是药三分毒",药物本身的毒副作用常常让人们暗自担心,而苦涩难咽的药物让每个人尤其是孩子每次吃药都成了一场"灾难"。而按摩疗法只是掌握了一定的要领,认真对待,的确效果明显,是一种比较安全可靠、无副作用的治疗方法。

2. 简便易学

①简便:按摩疗法不受时间、地点、环境等条件的影响,也不需要器械和药物。身体某脏器或部位出现不适,随时可在田野、工场、房室内外进行按摩,甚至看书、看电视或做工时脚踩鹅卵石按摩,十分简便。

②易学:按摩疗法男女老幼都可以学会,有文化、懂一些生理解剖知识的人学起来就更容易了,关键在于记住穴位或反射区,认真反复实践即能掌握。

3. 减少痛苦

因为生存环境的变化,导致很多人的免疫力下降,越来越多的人患上了慢性疾病,如呼吸系统疾病。此类病症不仅会损坏身体,还会给人们带来痛苦,而若能在身上按一按、捏一捏,就能给身体多一些舒适感,从而减少痛苦,那又何乐而不为呢。

4.经济实用

按摩疗法,不需要任何设备和任何药物,只需人的一双手,就可在家里防病治病了。因此学会按摩疗法,可以极大地节约医疗开支,节省许多宝贵时间,真是省时省钱又实用。

三、按摩的作用

1.疏通经络

《黄帝内经》里说:"经络不通;病生于不仁,治之以按摩。"说明按摩有疏通经络的作用。如按揉足三里,推脾经可增加消化液的分泌功能等,从现代医学角度来看,按摩主要是通过刺激末梢神经,促进血液、淋巴循环及组织间的代谢过程,以协调各组织、器官的功能,使机能的新陈代谢水平有所提高。

2.调和气血

明代养生家罗洪在《万寿仙书》里说:"按摩法能疏通毛窍,能运旋荣卫"。这里的运旋荣卫,就是调和气血之意。因为按摩就是以柔软、轻和之力,循经络、按穴位,施术于人体,通过经络的传导来调节全身,借以调和营卫气血,增强机体

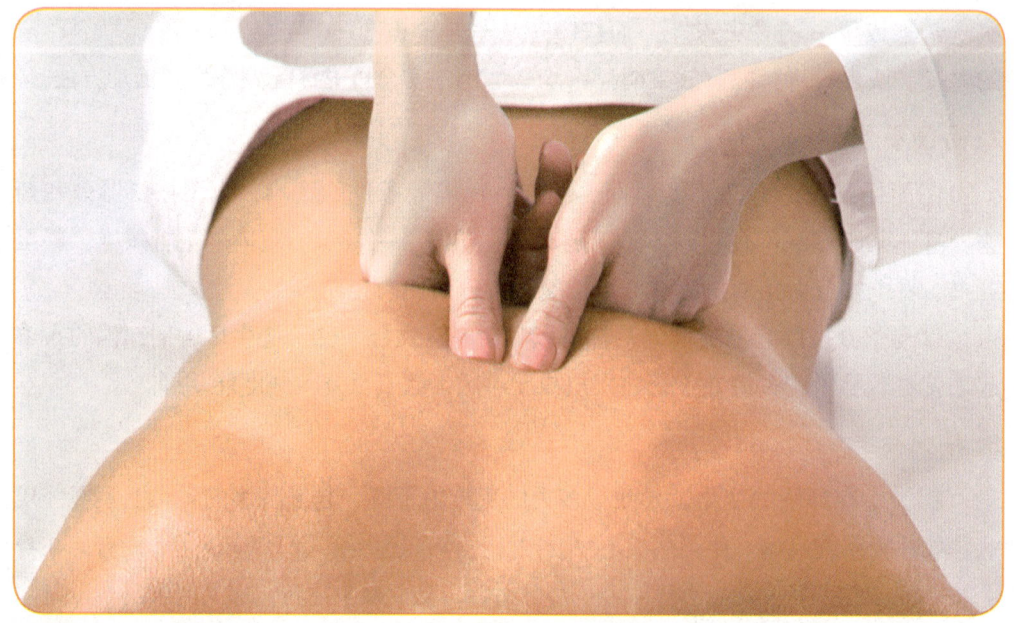

健康。现代医学认为,推拿手法的机械刺激,通过将机械能转化为热能的综合作用,以提高局部组织的温度,促使毛细血管扩张,改善血液和淋巴循环,使血液黏滞性减低,降低周围血管阻力,减轻心脏负担,故可防治心血管疾病。

3.平衡阴阳

人体为对立统一的有机整体,中医经常以阴阳观念解释人体内部变化。调整阴阳一直都是中医治病的基本原则,如表里出入、上下升降、寒热进退、邪正虚实、营卫不和、气血失和等都属于阴阳失调的具体表现。而按摩疗法则是刺激特定的穴位,使得人体阴阳调和,比如当我们熬夜不能工作时,就可以按摩四神聪,可以直接把元气调上来,这样我们就可以继续"战斗"了。

4.提高免疫力

如小儿痢疾,经推拿时症状减轻或消失;小儿肺部有干湿性啰音时,按揉小横纹、掌心横纹有效。有人曾在同龄组儿童中并列对照组进行保健推拿,经推拿的儿童组,发病率下降,身高、体重、食欲等皆高于对照组。以上临床实践及其他动物实验皆证明,推拿按摩具有抗炎、退热、提高免疫力的作用,可增强人体的抗病能力。

也正是由于按摩能够疏通经络。使气血周流、保持机体的阴阳平衡,所以按摩后可感到肌肉放松、关节灵活,使人精神振奋,消除疲劳,对保证身体健康有重要作用。

四、按摩的分类

从按摩的内容上,可分为医疗按摩、保健按摩、运动按摩。

1.医疗按摩

医疗按摩又称推拿疗法,是中医外治疗法之一,也是人类最古老的一种,主要应用按摩以达到治病目的的物理疗法。除治疗外科病(即伤科按摩)外,还可治疗内科疾病(妇科、内科、儿科等),对于慢性疾病、功能障碍性疾病、发育性疾病疗效甚好。

目前能够提供医疗按摩的主要有盲人按摩医院、盲人按摩诊所,以及中医院下设的按摩理疗科。

2. 保健按摩

保健按摩是指医者运用按摩手法,在人体的适当部位进行操作所产生的刺激信息通过反射方式对人体的神经体液调整功能施以影响,从而达到消除疲劳,调节体内信息,增强体质,健美防衰,延年益寿的目的。

保健按摩施术手法很多,如常用的表面按摩法、揉捏池颈法、棉布摩擦法、背腰部按摩法、拍打法、四肢抽抖法等,它动作轻柔,运用灵活,便于操作,使用范围甚广,不论男女老幼、体质强弱、有无病症,均可采用不同的施术手法,进行保健按摩。

随着市场经济的发展和人们物质生活水平的逐步提高及人们的健康的需要,各种保健按摩服务行业应运而生。如国内的保健按摩、小儿保健按摩、美容按摩、减肥按摩,国外还有旅游按摩、情景按摩、宠物按摩等。现代保健按摩许多借助按摩器械,如按摩椅等。

3. 运动按摩

体育与卫生相结合,两者必将相互促进和发展,按摩在体育运动中的应用,也就随之发展,并逐渐形成了运动按摩。

运动按摩是以调整和保护运动员良好的竞技状态,增进和发展运动员潜在体能,取得良好运动成绩为其目的的。近年来,国内外的一些实践表明,运动按摩为创造优异的运动成绩所起的作用和意义已越来越显得重要了。

(1) 运动前按摩:体育运动一般分为运动训练和运动竞赛,在这些活动之前进行的按摩,称为运动前按摩。它能促使人体的神经、肌肉、关节、内脏器官和心理情绪动员起来,以适应即将面对的运动的和心理的负担,从而为预防伤病菌、提高体力发挥积极的作用。

(2) 训练前按摩:运动训练前的按摩,要求帮助运动员提高训练作业的能力;帮助促进身体素质的发展,有助于预防疾病,使得人体各系统的器官都动员起来,以适应即将参加的运动活动。在具体操作上,必须根据运动项目的特点,以及运动员的个体特点进行。一些能量消耗较多的运动项目,如中长跑、游泳、自行车、篮球、足球、排球等,采用按摩的方法,来代替需要消耗部分能量的准备活动,这就为运动提供了更多的能量。

(3) 赛前按摩:运动竞赛前的按摩,名赛前按摩。通常在起赛前15~30分钟完成。有时,当运动员在接到竞赛的通知时,就出现了赛前紧张状态,这时候就需要进行按摩以调节心理和身体的紧张状态。例如，竞赛前，运动员过分紧张，晚上不易入睡或入睡后多梦易醒，或噩梦不断等，严重影响运动员的睡眠状态。使得运动员出现精神不振、烦躁不安、食欲不佳等症状。这必将影响运动员在赛场上的竞技水平的发挥。出现这种情况时，就应该进行镇静安眠的按摩。

若失眠的时间较长，症状明显的运动员，在用上法按摩之外，还要按摩气冲穴，掐、揉神门穴，掐行间穴等。所有这些按摩，用力都不要过重，以有轻微酸胀感为度。而且要进行20分钟，或更长的时间。

（4）运动后按摩：激烈的运动训练或竞赛之后，运动员的神经、体液、循环、呼吸、消化、代谢和酸碱平衡等方面，都会发生巨大的变化，这些变化一时破坏了机体内环境的平衡。但它很快又达到新的平衡，这个新的平衡，通常都标志着机体工作能力的提高。但是，在体内环境各机能系统达到平衡的过程中，有时会出现迟缓环节，一般的表现有：精神过度紧张，失眠，肌肉紧张，疲劳等。运动后的按摩，可以消除这些症状，加速内环境达到新的平衡，加速提高对运动负荷的能力，加速完成对后面运动负荷的准备。

运动后按摩所采用的手法、用力的大小、时间的长短等，均应根据运动员的体质、性别、运动项目的特点，特别是要根据运动后反映出来的情况（如头昏胀、欲呕、四肢乏力、肌紧张、失眠等）来决定。但是要注意因人而异。我们通常采用的手法，有抚摩、揉捏、推压、振动和抖动等。对体质强壮，肌肉丰满者，按摩力量应当重些，时间应当长些；反之，用力则要轻些，时间短些。运动员在十分疲劳的情况下，常采用经穴按摩，其手法是按、压、捏、揉、掐、推等，以疏通气血，内外通达，平衡阴阳，使运动能力得到较快的恢复，并有所提高。

运动后的全身按摩，通常是一周一次的进行。在训练后休息1~2小时或更长的时间后进行。最好是在温水浴后，在温暖、清静的室内进行。运动员舒适地躺在床上，裸露被按摩的部位，依照胸、腹、上肢、下肢的次序，顺血液和淋巴回流的方向进行按摩，使用揉捏、推压、摇晃、抖动等手法，用力是由重到轻。同时要根据各个部位的疲劳情况，循经取穴。施行揉、捻、推、掐等手法，以调和气血，更快地消除疲劳。

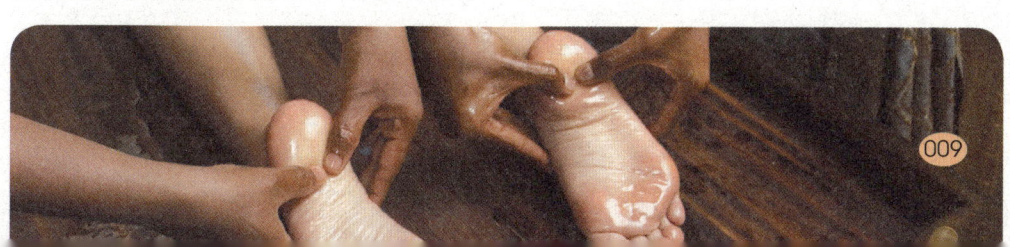

五、按摩的手法

按摩手法大致分为7类。

（1）**摆动类手法**：一指禅推法，各种振法、揉法、抖动法等。

（2）**摩擦类手法**：推法、运法、擦法、刮法、搓法、摸法、梳法等。

（3）**挤压类手法**：按、点、压、掐、捏、抓、弹法等。

（4）**叩击类手法**：各种拍法、击法、点穴法等。

（5）**运动关节类手法**：各种摇法、扳法、伸屈法、端法、顶法等。

（6）**复合类手法**：推摩法、按揉法、震颤法、点按法、牵抖法、旋转法、摇按法等。

（7）**特定手法**：胸外心脏按压法、背法、踩跷法等。

1. 按法

用手掌、手指或肘部，紧贴体表，按在治疗部位或经络、穴位上，逐渐加力，按而留之，称为按法。具有活血止痛、开通闭塞的作用。

（1）**掌按法**：全掌、掌根或鱼际部着力向下按压，可单手或两手重叠按压。按腰背部，用间断性的按法，或由上而下或由下而上地逐渐移动，反复施之。按腹部时，用力宜稳妥，勿猛，轻柔缓和，并伴随病人呼吸起伏，呼气时按压，吸气时放松（图1、图2）。适用于腰背部、腹部等体表面积大而较为平坦的部位。

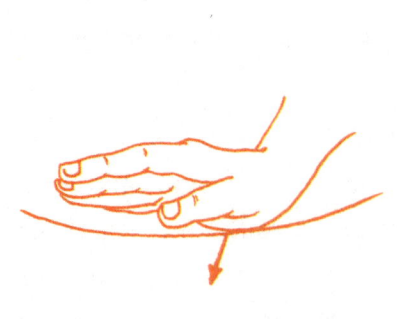
▲ 图1　双掌按法

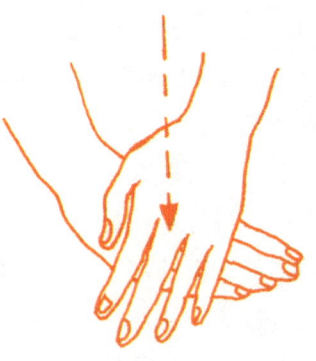
▲ 图2　单掌按法

（2）**指按法**：用拇指或示、中指螺纹面着力按压，多用于经穴和阿是穴。用力多以病人略感到酸胀、沉麻为适度（图3）。适用于全身各部经穴。

（3）肘按法：屈肘鹰嘴部按压，多用于腰部、臀部或环跳穴处（图4）。

要领：着力部位要紧贴体表，不可移动，用力要由轻而重，不可用暴力猛然按压。按法在临床上常与揉法结合使用，组成"按揉"复合手法。

2.摩法

用手指或手掌贴附在体表治疗部位上，肘部微屈，腕部放松，指掌自然伸直，来回直线或顺、逆时针方向，轻缓柔和、均匀协调地摩动，称摩法。此法作用力温和而浅，仅达到皮肤及皮下，适用于全身各部。常在按摩疗法开始、结束及变换手法时应用。具有镇静、安神、活血止痛的作用。

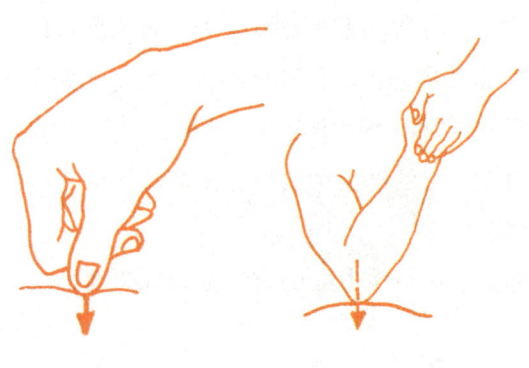

▲ 图3 指按法　　▲ 图4 肘按法

（1）指摩法：示指、中指、无名指、小指四指并拢，指掌关节自然伸直，腕部微悬屈，以指面着力，附着于体表治疗部位，前臂运动通过腕关节做顺时针或逆时针方向环形摩动。（图5）。

（2）掌摩法：全掌贴在治疗部位上，以腕部前臂做环旋摩动，可单手或两手同时操作。常用于腹、腰、背部。在腹部掌摩时要沿升、横、降结肠的走向，从中心逐渐向四周扩展，反复施之（图6）。

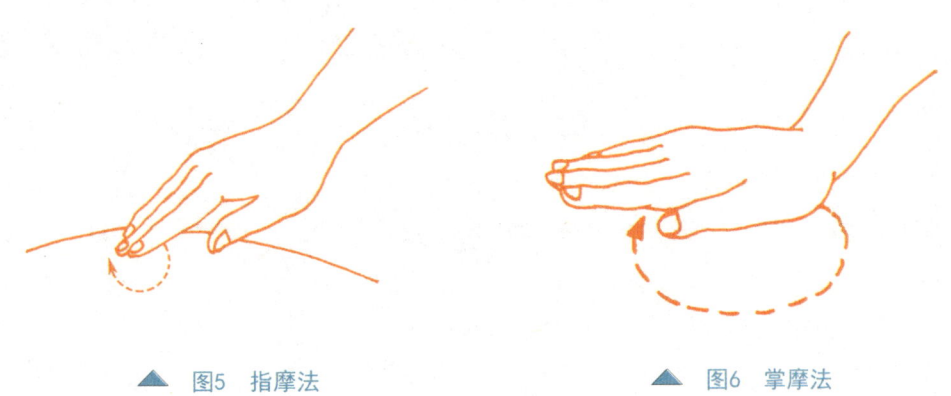

▲ 图5 指摩法　　　　　　　　　▲ 图6 掌摩法

要领：摩动时压力均匀、一致，动作轻柔，指摩宜快，约每分钟120次。值得注意的是掌摩时手法稍生，缓以每分钟100次为宜。

3. 推法

手指或全掌着力于一定的部位、经穴上，手贴皮肤，稍加压力，推力要稳，速度缓慢而均匀，来回不断地、有节奏地呈直线向前推动，到局部微热为止，称为推法。具有疏通经络、行气活血、解痉止痛的作用。适用于全身各部。

（1）指推法：右手拇指端或罗纹面在一定的部位、穴位上做旋转推动，用力较轻，速度较快。为小儿上肢及背部常用手法之一（图7）。

（2）肘推法：用肘部着力于一定部位，进行单方向的直线推动称为肘推法，常用于腰、背部（图8）。

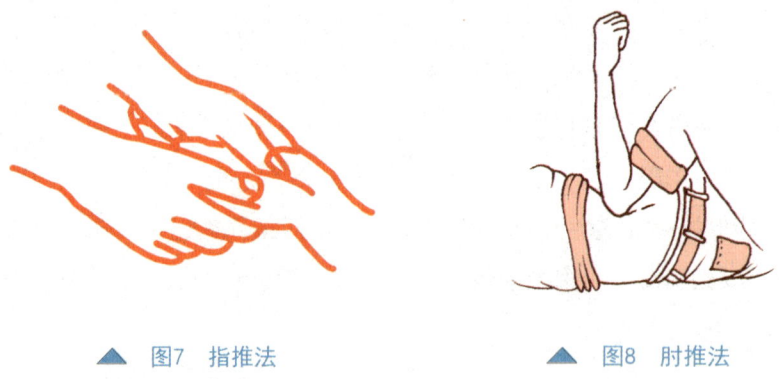

▲ 图7　指推法　　　　　　　▲ 图8　肘推法

（3）鱼际推法：大鱼际或小鱼际着力，向前推进，亦可两手同时操作，又称侧推法。常用于背、腰及四肢（图9）。

（4）掌推法：掌根面着力推进，又称平推法。常用于四肢及背腰部（图10）。

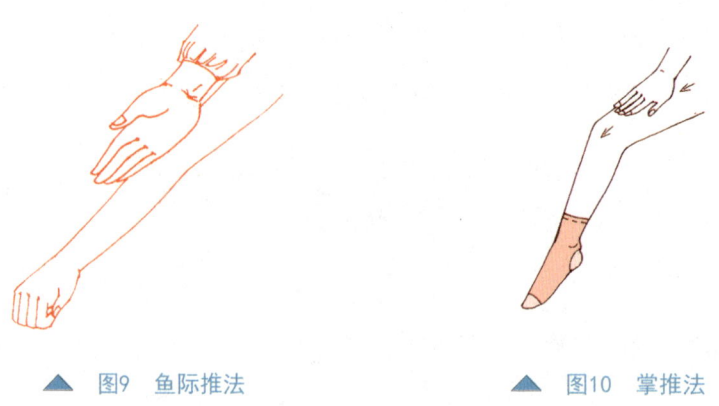

▲ 图9　鱼际推法　　　　　　▲ 图10　掌推法

要领：动作宜缓慢，双手推法的动作要对称，用力要平稳。

4. 拿法

拇指和示、中指或拇指和其余四指置于治疗部位或穴位上，对应钳形用力，捏而提起称为拿法。操作时，一拿一放要连贯柔和，力量适度，一般以拿提时感觉酸胀、微痛，放松后感觉舒展的程度为宜。此法多用于颈、肩、腹、背、腰及四肢。具有疏通经络，扶风散寒，活血止痛的作用（图11）。

要领：拿取的部位要准，指端要相对用力提拿，带有揉捏动作，用力由轻到重，再由重到轻，不可突然用力。

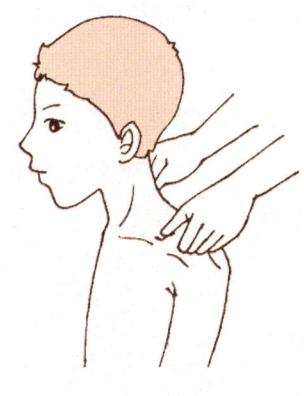

▲ 图11 拿法

5. 揉法

单、双手指或手掌紧贴于一定部位、穴位或病变的周围，由浅到深做轻柔缓和的反复回旋和移动，称为揉法。用力的轻重，受力的深浅，揉动频率的快慢，可根据病人具体情况而定。此法具有通络散结、活血化淤、消肿止痛等作用。

（1）掌揉法：以掌根部或大小鱼际着力，紧贴皮肤，以腕关节带动前臂做小幅度的反复回旋揉动。适用于腹、肩、背、腰、臀及腿部（图12）。

（2）拇指揉法：以拇指或其余四指面紧贴应取部位，做不间断的反复回旋揉动。适应于全身各部（图13）。

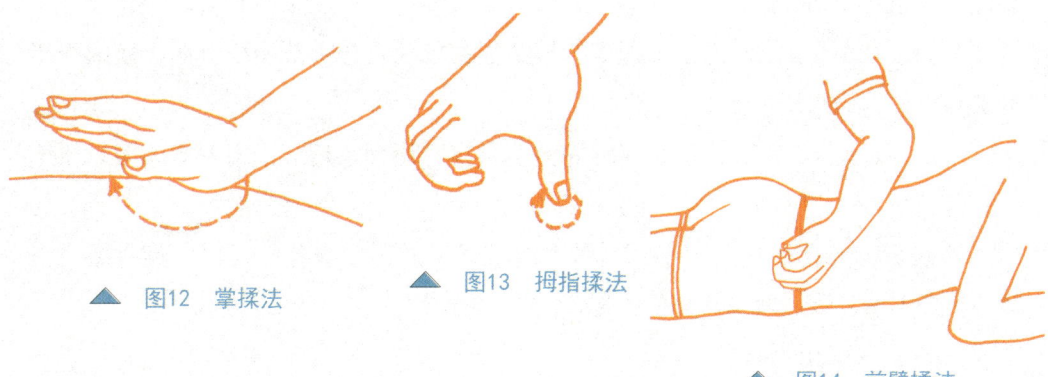

▲ 图12 掌揉法

▲ 图13 拇指揉法

▲ 图14 前臂揉法

（3）前臂揉法：肘部前臂紧贴于应取部位（图14），以肘关节的屈伸带动前臂做轻柔回旋连贯揉动，用力要轻而不浮，重而不滞。适用于背、腰、臀部。

（4）肘关节揉法：以肘部关节着力于应取部位，以肩关节的摆动作轻柔回旋揉动。适用于背部及腰部（图15）。

（5）三指揉法：以示指、中指、无名指三指指腹着力于应取部位，做轻柔回旋揉动。适用于全身各部（图16）。

要领：手腕要放松，以腕关节连同前臂一起做回旋活动，腕部活动幅度可逐步扩大，压力要轻柔，一般速度每分钟120~160次。

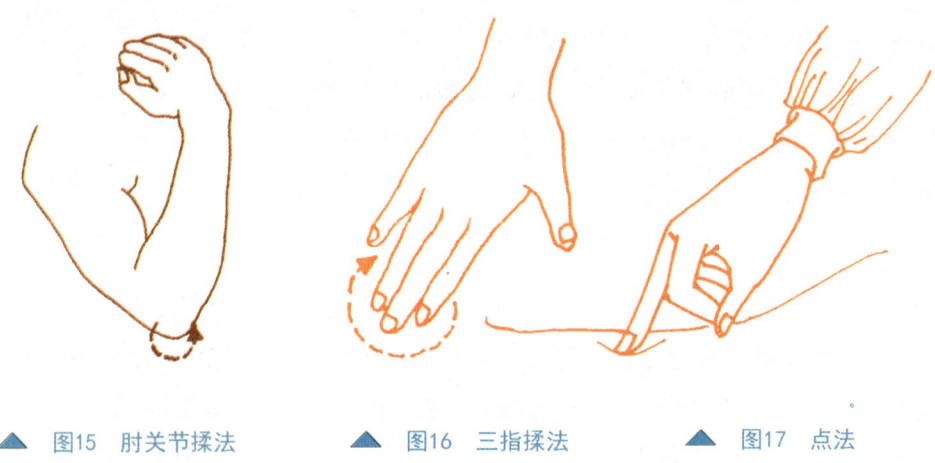

▲ 图15 肘关节揉法　　▲ 图16 三指揉法　　▲ 图17 点法

6.点法

用屈曲指间关节突起部分为力点，按压于某一治疗点上，称为点法。（图17）。

（1）拇指端点法：用手握空拳，拇指伸直并紧贴于食指中节的桡侧面，以拇指端为力点压于治疗部位。

（2）屈拇指点法：是以手握拳，拇指屈曲抵住食指中节的桡侧面，以拇指指间关节桡侧为力点压于治疗部位。

（3）屈食指点法：是以手握拳并突出食指，用食指近节指间关节为力点压于治疗部位。

本法着力点比按法面积小，刺激力度较强。适用于全身的穴位。具有通经活络、调整脏腑功能、解痉止痛的作用。

要领：不可用力过猛。

7.摇法

将肢体的某部位关节做缓和环形被动运动的一种手法，称摇法。

操作时一手扶住或握住被摇关节近端的肢体，另一手握住关节远端，做有规律的缓和回旋、屈伸、外展、内收运动。摇转幅度由小到大，一定要根据被摇关节的生理活动范围及病情因势利导，适可而止。摇的动作宜缓和稳妥，速度宜慢。此法具有滑利关节、松解关节束粘连、恢复关节功能的作用。

临床常用于颈椎、肩关节、腰椎、髋关节、踝关节（图18、图19、图20、图21）。

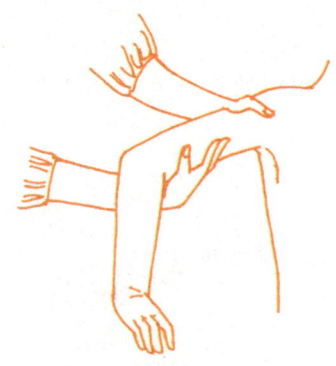

▲ 图18 托肘摇法

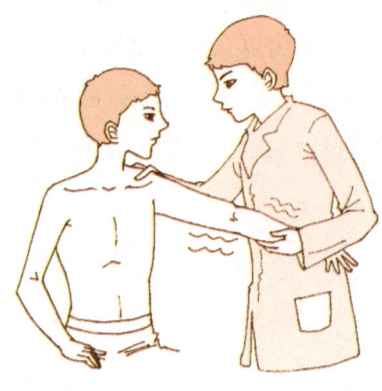

▲ 图19 掘手摇法

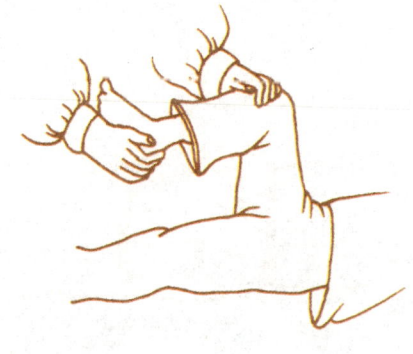

▲ 图20 髋关节摇法

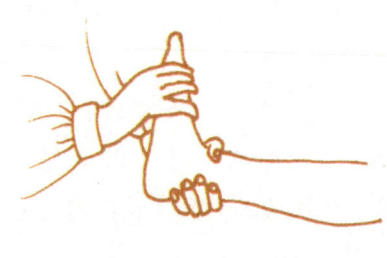

▲ 图21 踝关节摇法

要领：摇的动作宜缓和稳妥，速度宜慢。

8.捏法

拇指与示、中指或拇指与其余四指置于一定的部位或穴位上，不断用力做相合的收缩和连续移动，称为捏法。

操作与拿法相似，只是用力较轻，适用于浅表的肌肤组织。具有疏通经络、行气活血的作用（图22）。

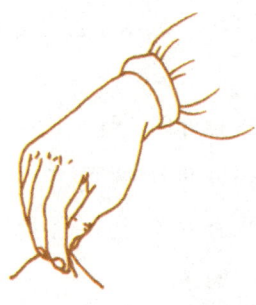

▲ 图22 捏法

要领：用力均匀柔和，速度可快可慢，快者每分钟100~120次，慢者每分钟30~60次。

9.抖法

用双手或单手握住患肢远端，做小幅度的上下连续颤动，使关节产生疏松感的手法。具有疏通经络、调和气血、松解粘连、滑利关节的作用。常见于急性腰扭伤、椎间盘突出以及肩和肘等关节的功能障碍。

（1）侧法：手背近小指侧或小指、无名指、中指的掌指关节突起部分着力于一定的部位，使腕关节做屈伸外展的连续滚动（图23）。

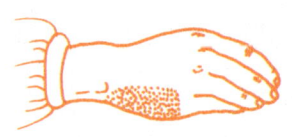

▲ 图23　法吸定部位和接触部位

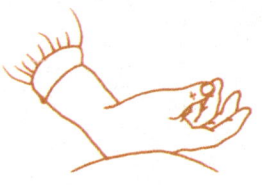

▲ 图23　屈腕和前臂旋后

要领：操作时，按摩者本人腰部稍稍向前弯曲，被按摩者上肢和下肢要放松，并将肢体向外伸展。

（2）指法：拇指张开，示指、中指、无名指、小指直立于一定的部位后，自然屈伸、推拉，依次滚动。操作时以腕关节为主屈伸，带动指关节滚动（图24）。

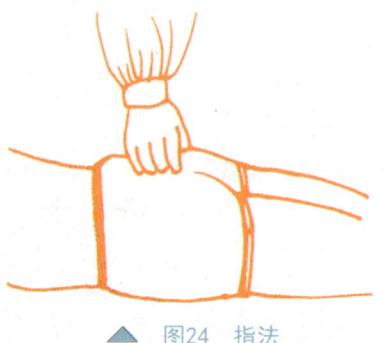

▲ 图24　指法

10.拔伸法

单手或双手握住患肢的远端，进行对抗拔伸，使其伸展的方法，称为拔伸法（图25、图26、图27）。

操作时要仔细检查患肢关节功能活动幅度，然后根据不同的部位和病情适当控制拔伸的力量和牵拉的方向。动作要缓慢，用力要均匀、稳妥而持久，一般不应使病人感到疼痛，绝不能突然用力拔伸。具有整骨复位、松解粘连、解除痉挛、拉宽关节的作用。

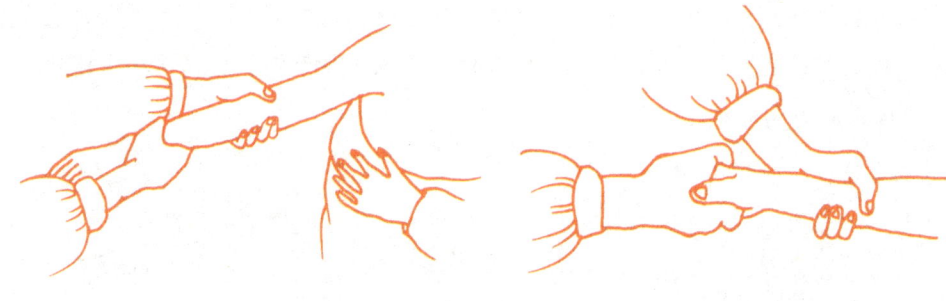

▲ 图25 肘关节拔伸法　　　　▲ 图26 腕关节拔伸法

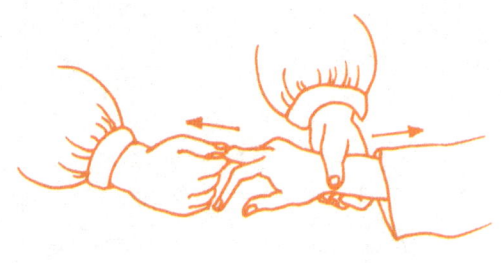

▲ 图27 指关节拔伸法

要领：拔伸时要注意顺其自然，因势利导，两手配合默契，其用力大小与拔伸强度要恰如其分、适可而止，切忌粗暴。

11. 扳法

两手向相反方向或同一方向用力扳动肢体，使脊柱、关节在功能活动范围内伸展或旋转，使错斜部位复正，称为扳法。

本法对腰椎小关节错缝所致的腰腿痛有很好的治疗效果。具有滑利关节、活血化瘀、整骨复位、解痉止痛的作用。

（1）腰部斜扳法：病人肌肉放松，侧卧，病侧在上。术者一手抵住病人肩前部，另一手抵住髂前上棘后部，两手同时向相反方向用力，使腰部猛然旋转，常可听到"咔嗒"响声或病人突然感到轻松，随即停手（图28）。

（2）腰部旋转扳法：病人坐位，腰部放松。辅助手固

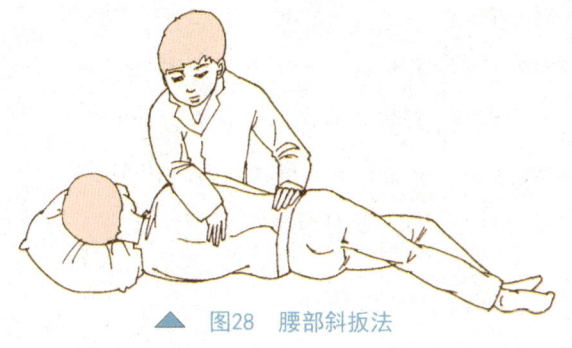

▲ 图28 腰部斜扳法

定病人下肢及骨盆。术者坐于病人后侧方，一手拇指按住应取的脊椎棘突，另一手从病人腋下穿过项背部，使腰部尽量前屈位，再向患侧旋转。旋转至最大限度时再使腰部向健侧方向扳动（图29）。

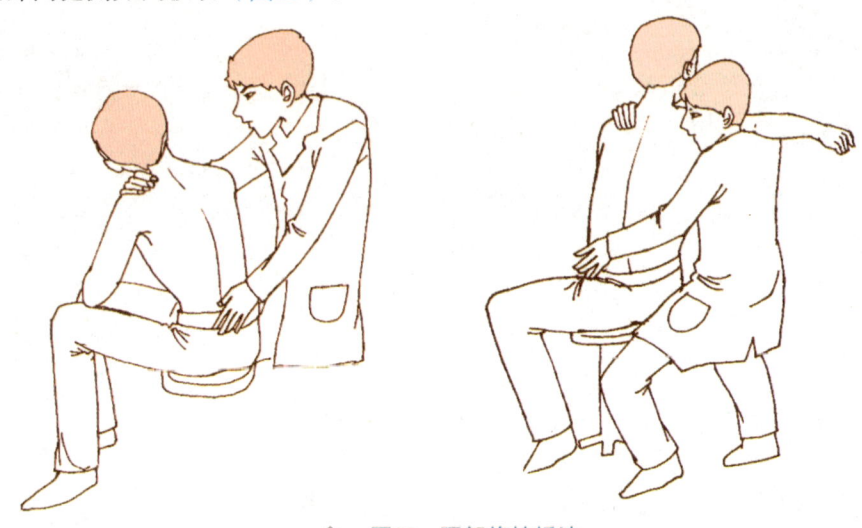

▲ 图29　腰部旋转扳法

要领：操作时，术者屏气施术，动作要轻巧、果断而快速。用力要稳妥、准确。两手配合协调，扳动幅度不能超出关节的生理活动范围，切忌强拉硬扳，急躁从事。

12. 叩法

五指半屈，彼此略分开，拇指抵住示指，手腕放松，用小指侧和掌之尺侧叩击应取部位，可听到清脆的"咔嗒"声（图30）。

操作时，肘腕部发力，指端用力，动作要平稳、灵活、轻快而有弹性，两手交替上下如击鼓状。适用于肩背及四肢部位，多在治疗结束前施用。具有促进局部血液循环、消除疲劳、调和气血的作用。

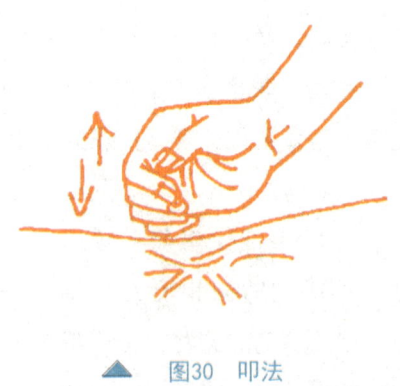

▲ 图30　叩法

要领：叩击要有节律，可虚实交替，力度轻重交替，节律刺激，每分钟100次左右。

13. 擦法

手掌或手指紧贴皮肤,稍用力下压,并做上下或左右方向的连续不断往返,轻快疾速擦之,称为擦法。

操作时压力要均匀适当,不要过重,以深达皮肤及皮下使之产生温热感为宜。根据不同部位,有掌擦法和指擦法两种(图31、图32)。适用于肩背、胸腹及四肢部。具有祛风散寒、温通经络、消肿止痛的作用。

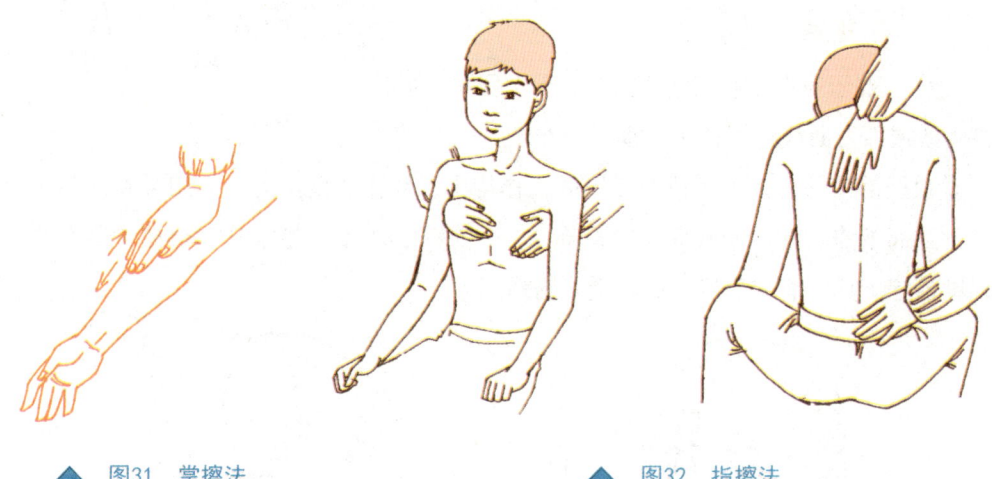

▲ 图31 掌擦法　　　　▲ 图32 指擦法

要领:不能用力过硬,以免损伤皮肤,擦时应直线往返,用力要稳,动作要均匀连续。

14. 搓法

两手掌面挟住应取部位,相对适当用力,做方向相反的来回快速、上下移搓,称为搓法(图33)。

操作时手法要轻快、有节律,两手用力要对称,搓动要快,移动要慢,以局部发热为度。此法适用于四肢部位,以上肢最为常用,一般作为其他手法施术后的结束手法。具有疏通经络、行气活血、缓痉止痛的作用。

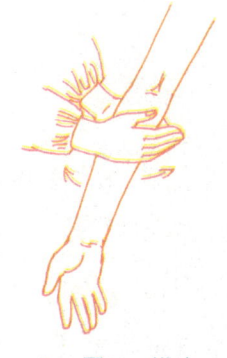

▲ 图33 搓法

要领:双手用力均匀,深透,方向相反。

15. 拨法

用拇、示、中指的指端或拇指的侧面按于穴位或肌腱的一侧,顺肌腱走行的垂直方向,或在粘连的两个肌腱中间,向上下或左右适当用力来回拨动,称为拨法,也称弹拨法、指拨法、拨络法。

操作时弹拨至肌肉有酸、麻、胀感为宜。本法适用于腰背及四肢部位，具有解痉止痛、松解软组织粘连、通经活络的作用。

要领：拨动频率可快可慢，速度要均匀，用力要由轻到重，再由重到轻，刚中有柔（图34）。

16. 抹法

指、掌于应取部位紧贴皮肤，均匀用力，做纵横直线或弧形曲线连续往返抹动（图35）。

根据治疗部位，单手或双手同时操作均可，动作强度不大，作用柔和，轻而不浮，重而不滞。常用于头面及掌指部位。对头痛、头晕、指掌麻木等症，用本法做辅助治疗。具有清头明目、通经活络的作用。

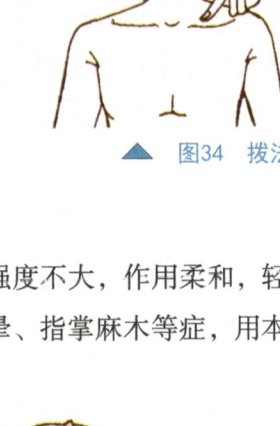

▲ 图34 拨法

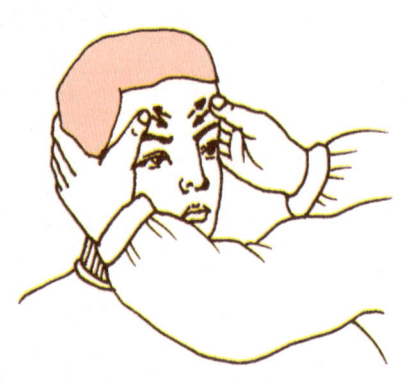

▲ 图35 抹法1　　　　▲ 图35 抹法2

要领：双手动作要协调、灵活，力量均匀。

17. 勒法

用屈曲的示、中指第二节挟病人手指根部，拇指置于示指弯内，急拉滑开，发出"嘎"声。如此反复数次，称为勒法（图36）。常用于治疗手指麻木或屈伸不利等症。具有通利关节、消炎止痛、改善末梢血液循环和刺激末梢神经的作用。

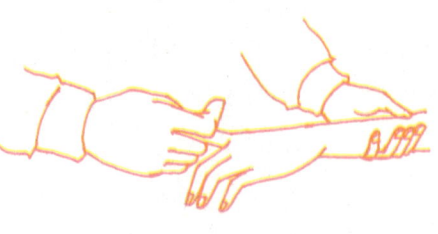

▲ 图36 勒法

要领：操作时，施术者指腹既要与患指（趾）贴实，又要急速而旋转地滑开，且应避免扭伤。

18. 掐法

用指甲切按于应取穴位、部位，称为掐法或指切法（图37）。

操作时，运力于指，着力于拇指指甲或示、中指指甲，缓慢加力，深浅适度，以不刺激皮肤，又有酸、胀、痛感为宜。适用于全身各部穴位。常用于急症的开窍解痉和中暑、晕厥、惊风等症。具有镇惊安神、活血止痛的作用。

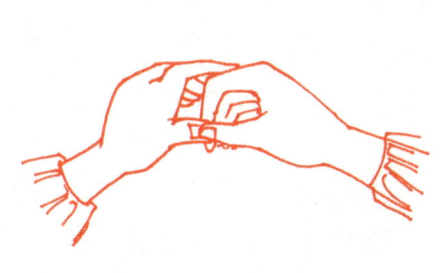
▲ 图37 掐法1

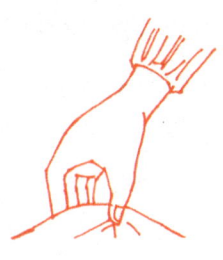
▲ 图37 掐法2

要领：注意用力不能过猛过急，以免损伤皮肤及软组织，要求患者的感应要深透舒适，掐后可再轻揉眉穴以缓解疼痛。

19. 背法

术者和病人背靠背站立，术者两肘弯曲，挽住病人的两肘，然后术者弯腰屈膝，挺臀，缓缓地将病人反背起，使其双脚离地，同时以臀部着力颤动或左右晃动，以牵伸病人腰脊柱（图38）。

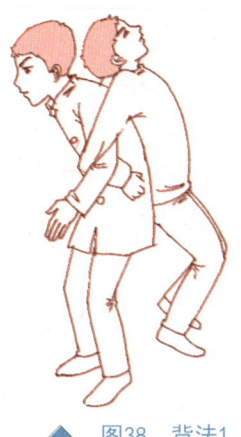
▲ 图38 背法1

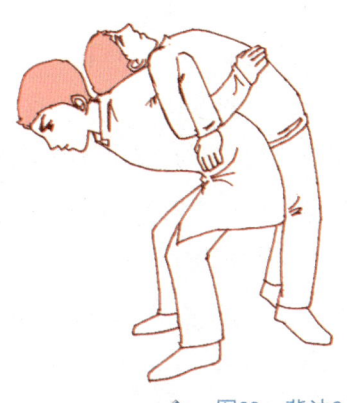
▲ 图38 背法2

操作时，嘱病人全身肌肉放松、臀部紧触术者尾骶部。术者两足分开与肩同宽，两膝的屈伸和臀部的颤动要协调一致。此法常用于腰部闪挫疼痛和腰椎间盘突出症，及腰椎小关节功能紊乱。具有解痉止痛，通利关节的作用。

要领：患者头应后仰，贴靠于施术者背部，除双臂勾紧外，应全身放松，服从施术者的操作要领。

20. 踩法

足掌踩踏肢体的一定部位，称为踩法（图39）。

操作时，病人俯卧，全身放松，自然呼吸，切勿憋气用力，胸部和大腿部各垫枕头。术者单手或双手握住预先设置好的环架或持杖，以提气轻身，控制自身重量。踩踏时根据病人体质和病情轻重，择一足尖、足跟或全足掌着力，于病人腰骶部及大腿部进行踩压、揉搓或点穴，先轻后重，逐渐加力，一踩一松，以病人能耐受为度。具有解痉止痛、开通闭塞、舒筋活络的作用。

要领：踩法刺激性大，一定要谨慎实施。

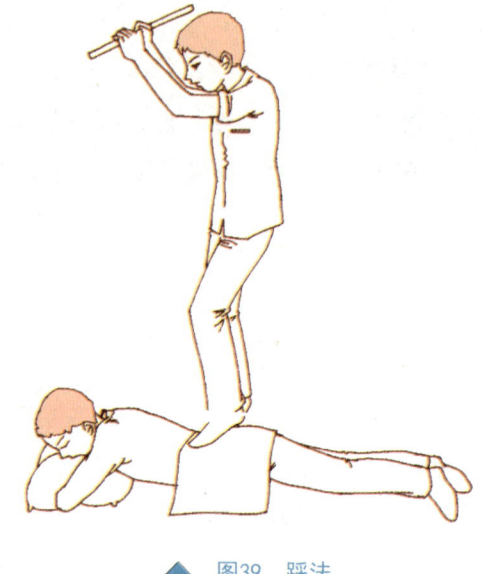

▲ 图39 踩法

21. 捻法

拇指和食指指腹于手指、足趾处稍用力做对称的反复交错、上下、左右、均匀和缓地如捻线般的捻动，称为捻法（图40）。此法多用于指、趾关节。具有疏通关节脉络闭塞的作用，对于内外伤所引起的指、趾关节红肿有较好的治疗效果。

要领：腕部要放松，动作要灵活连贯，用力要柔和，不可呆板。

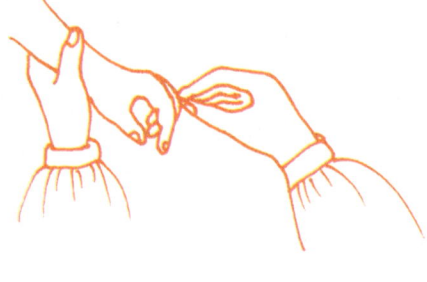

▲ 图40 捻法

22. 捏脊法

捏脊法，由捏法、捻法、提法、推法多种手法动作交合而成。

操作时：病人俯卧，裸露背脊，全身肌肉放松。术者两手自然握成半拳状，拇指伸直，食指和中指横抵在尾骶部的长强穴上，两拇指与食指合作，将皮肤轻轻捏起，两手交替沿督脉循环线向前推进，随捏随推，向上抵至大椎穴为止，如此反复3遍（图41）。

在推、捏、捻、放的过程中，每推捏3下就须向后上方用力提一下，以加强对脏腑腧穴的刺激，调节脏腑功能。提的力量要因人而异，年龄大的、体质强的可重一点儿；年龄小的、体质弱的可轻一点儿，在操作中可能会听到清脆的"得拉"声响，这是提的得法的良好现象。背脊皮肤出现微红，偶有灼热感也是正常反应。

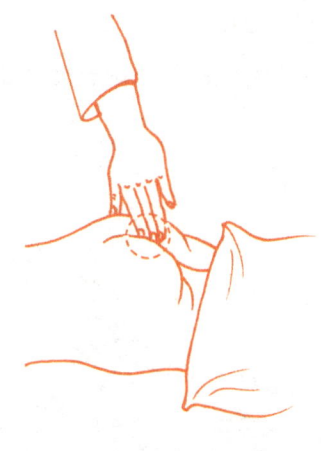

▲ 图41 捏脊法

临床上多用于治疗小儿积滞、疳症、遗尿及小儿的保健。对成人的消化道疾患、神经衰弱、月经不调及强身防病等均有一定的效果。本法具有健脾和胃、行气和血、通经解痉的作用。

要领：要用指面着力，不要用指端挤捏提捻，用力要适当。

23. 抖拉法

两手握住患肢远端，在向远端轻轻牵拉的基础上，微微送劲将肢体像波浪一样上下左右连续抖动数次，称为抖拉法（图42）。

本法适用于上下肢部，以上肢为常用，并与搓法合用，作为治疗的结束手法。具有滑利关节、调理气血的作用。

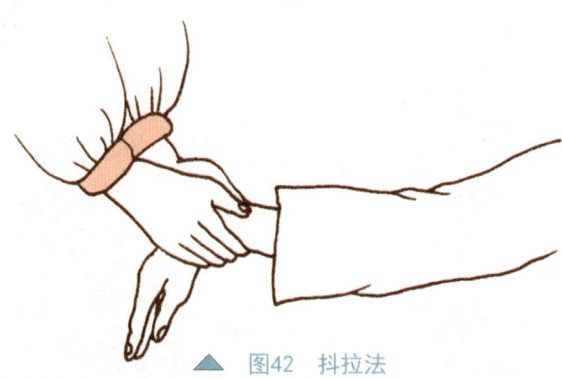

▲ 图42 抖拉法

要领：操作时，患肢肌肉放松，抖动幅度要小，频率要快，且先慢后快。

24.震颤法

手掌或中指着力于施治部位或穴位,做上下、左右急剧高频率连续震颤,称为震颤法(图43、图44)。

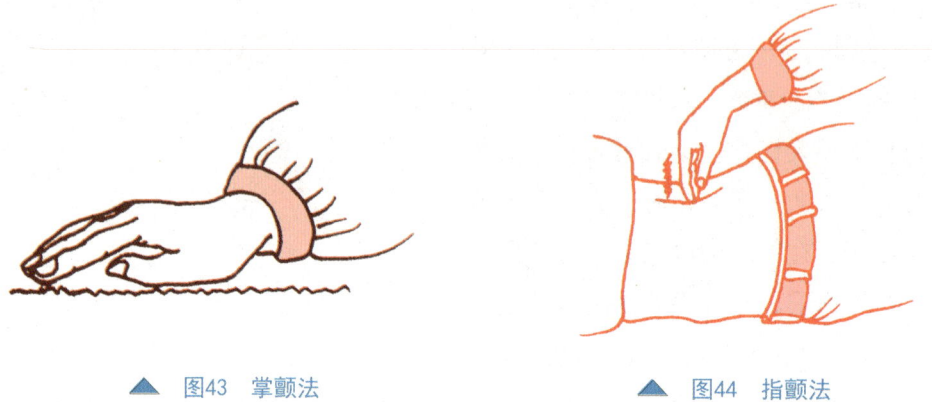

▲ 图43 掌颤法　　　　　　　　　　▲ 图44 指颤法

操作时,前臂和手部的肌肉要强力地做静止性用力,意集气随,发力于手指、掌,不可用力下按。本法特点是速度快、频率高、刺激小。具有祛瘀消积、顺理气血、镇静安神的作用。适用于全身各部经穴。常用作治疗胸腹胀痛、消化不良、头痛、失眠、健忘等症的辅助手法。

要领:动作要连贯,使震颤持续不断到机体,最好应用2分钟以上。

25.点按法

示指或拇指的指端着力于一定部位、穴位,向一定方向做短时间反复按压,边点边按,称为点按法(图45、图46)。

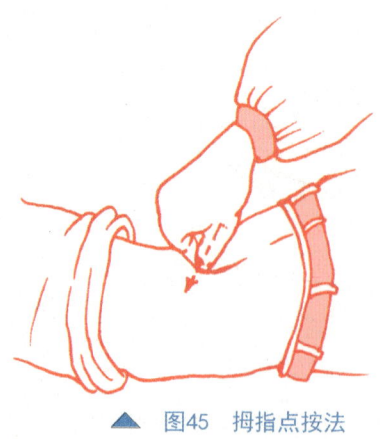 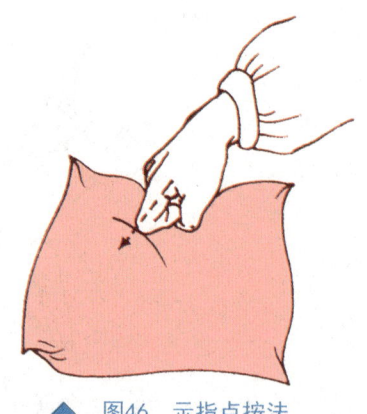

▲ 图45 拇指点按法　　　　　　　　▲ 图46 示指点按法

操作时，指端与被点按部位呈45°~90°，发力于腕部，着力于指端，以局部有酸、麻、胀感为宜。本法适用于全身各穴位。具有疏通经络、镇静止痛的作用。

要领：用力要由轻到重，不可用暴力猛然点按。

26.疏散法

两手指放松微屈，拇指和四指自然分开，以指腹着力于头部做轻快掠弹，如拂掸灰尘样，高频率地来回疏动，称为疏散法。本法是一种很轻的手法。

操作时，发力于腕，着力于指端，按由前额到颞部、头顶部及枕部的顺序反复疏动数次。可以疏通经络、安神缓痛、祛风散寒。对头痛、头晕、失眠等症有治疗作用。

要领：动作宜轻柔、快速、协调。

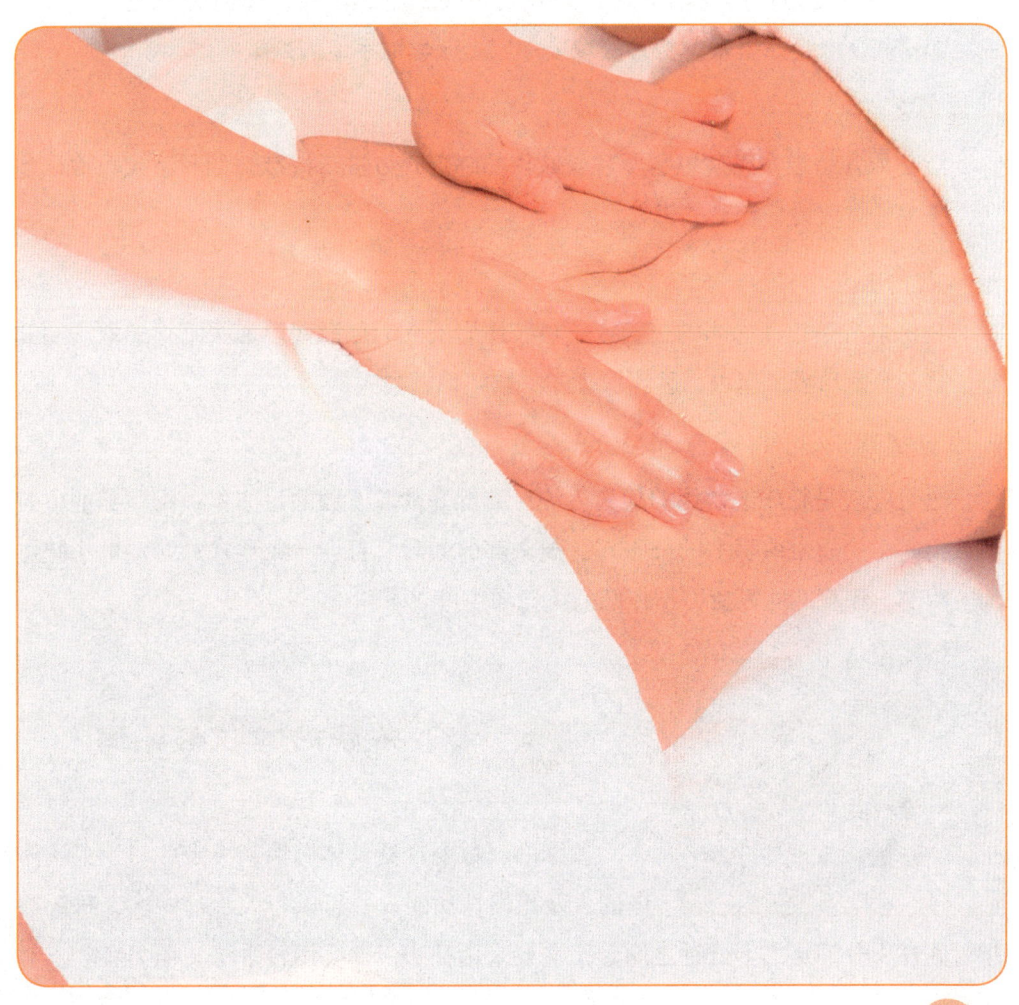

六、按摩取穴的原则

1.取阿是穴

阿是穴是指病灶或其邻近的痛点以及人体脏腑疾患在体表的反射点，当人体患某种疾病或受到外伤刺激时，体内的病变通过神经系统在体表相应的经穴会出现压痛点，中医称为"有病必有点"，按摩这些压痛点，当疼痛消失时，疾病也有可能痊愈，也有可能是痛点转移的情况，这时就应寻找新的痛点进行按摩。

2.远部取穴

远部取穴是指在病变的远部，一般是指在手足部取穴，以肘膝以下的穴位为主。如胃脘痛取足三里穴，腰背痛取委中穴，咳嗽取手上的列缺穴。

3.近部取穴

近部取穴是指在患病脏腑器官或肢体的临近穴位进行按摩。如眼睛疾患取风池穴，膝关节炎取梁丘和足三里穴。

4.局部取穴

局部取穴是指在患病的脏腑或患病肢体周围的局部取穴。如眼睛疾患取睛明和瞳子髎，鼻塞鼻痛取迎香，胁痛取章门，腰痛取肾俞穴。

5.远近配穴

远近配穴是临床上常用的配穴方法，如胃病常取下肢的足三里，配腹部的中脘和天枢穴；头痛常取手上的合谷穴，配头部的太阳、百会、风池穴；腰痛取小腿上的三阴交，配腰部的肾俞、小腹部的关元和中极穴。

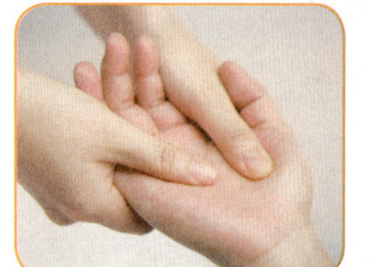

七、按摩的次数与补泻

按摩的次数要根据具体病情来决定，对于久病体虚的人及患慢性病的人，可以每天治疗一次，每天治疗时间在十分钟至二十分钟之间，手法要采用补法，即要用轻手法，用力宜轻；对于急症，每次五分钟即可驱除病症，可以每天治疗一次，连续几天按摩治疗以巩固疗效；对于软组织损伤，可以每天治疗一次，每次治疗十分钟；当然，还要考虑患者的感觉，如采用重手法则要考虑时间间隔，以使机体有恢复过程。

按摩手法有补泻之分，根据"补虚泻实"的原则，可以采用不同的手法，手法的补泻一般可分为以下几方面。

①顺经络循行的方向进行的按摩属于补法，逆经络循行的方向进行的按摩属于泻法。

②根据按摩的力度可分为重手法和轻手法。重手法，用力相对较大属于泻法；轻手法，用力相对较小，属于补法；用力适中则属于平补平泻法。

③根据血液流动的方向，向血液流出心脏方向按摩为补法，按摩方向同心脏流出血液方向相同为泻法。

④根据手法的旋转方向，顺时针按摩为补，逆时针按摩为泻。顺时针方向和逆时针方向按摩同时进行则属于平补平泻法。

八、按摩的适应证与禁忌证

1.适应证

穴位按摩广泛应用于临床各科的治疗中，对于脏腑功能性疾病、慢性炎症、骨伤科疾患以及小儿科疾病都有很好的疗效。同时穴位按摩易于被普通老百姓所掌握，所以在各种慢性病症和脏腑机能衰退、亢进症中得到广泛应用，对内科、妇科、儿科、伤科、外科、五官科的病症都有比较好的疗效，对于一些陈旧性和顽固性的疾患，比如颈椎骨质增生、腰椎间盘脱出等进行穴位按摩可以使患者免受手术的痛苦。对于头痛感冒等常见病进行穴位按摩则可以迅速地解除症状，免受吃药打针之苦以及药物引起的副作用。由于按摩的作用是活血化瘀、疏通经络，所以更适合一些调整脏腑功能，使之恢复正常状态的疾病治疗。

2.禁忌证

穴位按摩是一种经我国古代医家实践总结出来的行之有效的简便治疗方法，但也必须同时指出，穴位按摩并非适应所有病症，下列一些疾患则不适应穴位按摩治疗。

①感染化脓的体表部位不适于按摩。
②癌变的部位不适合进行按摩。
③皮肤烫伤和皮肤划开出血处不适合按摩。
④传染病急性传染期不适合按摩，如肝炎、皮肤病、霍乱等。
⑤怀孕的女性、月经期的女性，腹部不宜用重手法按摩。
⑥在饥饿和大运动量运动后不宜按摩，以防止发生晕厥。
⑦高血压以及严重的心脏病的老年患者宜用轻手法按摩。
⑧急性感染及发热性急病不适合按摩。
⑨神经病应慎用按摩手法。
⑩肾炎患者不宜用重手法按摩腰部脊椎两侧肾区。

九、按摩的注意事项

1. 一般按摩的注意事项

①按摩者的双手应保持清洁、温暖，指甲应修剪，指上不戴任何装饰品，以免损伤被按摩者的皮肤。

②患者和按摩者都应选择舒适体位，无论是卧位、坐位、俯位，都应感觉舒适。

③为了按摩顺利进行，取得良好的效果，按摩者的体位应便于操作，被按摩者的肌肉应充分放松。

④全身按摩时应注意操作方向，要顺着血液和淋巴液回流的方向。

⑤按摩时，要注意顺序，用力要由轻到重，再由重到轻。

2. 成人按摩的注意事项

①室内要保持清静、整洁，避风、避强光、避免噪声刺激，保持空气新鲜。

②对于长时间服用激素和极度疲劳者，不宜进行穴位按摩。

③有皮肤病者不能给他人按摩，也不能让他人为自己按摩，以免相互传染。

④按摩者在按摩每个穴位和反射区前，都应测定一下针刺样的反射痛点，以便有的放矢，在此着力按摩，取得良有好的治疗效果。

⑤饭后、酒后、洗澡后、大运动量后，不宜立即进行按摩。

⑥治疗时应避开骨骼突起部位，以免损伤骨膜。

⑦淋巴、脊椎、尾骨外侧反射区，一定要朝心脏方向按摩，以利于推动血脉和淋巴循环。

3.儿童按摩的注意事项

①按摩时，要先准备好婴儿油和婴儿乳液，以减少按摩时的摩擦力。如果婴儿的皮肤比较干燥，应选择具有保湿作用的乳液，在按摩前，先将婴儿油和乳液倒在手心，双手搓热后再进行按摩。

②按摩操作顺序是先头面，其次上肢，再次胸腹腰部，最后是下肢。按摩方向最好从近心端向远心端按摩。

③按摩手法：上推法、揉法次数较多；摩法时间长；掐法则重、快、少；掐、拿、捏等重手法多在最后使用。

④按摩的最佳时间是两餐之间，千万不能在饭后或刚吃饱时进行，以免引起婴儿呕吐。

⑤按摩操作时可用一些介质，如姜汁、滑石粉以滑润皮肤，提高疗效。

⑥按摩时，环境要保持安静、整洁，最好选择在温暖、舒适的室内，温度不能低于20℃。

⑦按摩前，应选择婴儿安静、不哭的状态，而进行按摩时，要随时关注婴儿的反应。如果他看起来不舒服，则要减轻力度或停止按摩。

十、出现不良反应的处理方法

大多数病人在按摩后都会感觉到轻松愉快，病痛有明显的减轻。按摩后局部出现充血，皮肤温度升高都属于正常的现象，有的人甚至会出现青紫的瘀斑。穴位按摩后患者体内会发生一系列的生理、病理性变化，表现为神经系统的兴奋或抑制，经络的放射性传导、气血的运行、细胞和组织的新陈代谢加快，内分泌系统的分泌加强，胃肠道的蠕动加快，肌肉的紧张与放松等。对病人来说，穴位按摩是一项被动运动，有疲劳感是正常的。

在穴位按摩治疗中，有时会出现不良反应，如晕厥、疼痛加重等。当出现这些症状时应采取相应的措施。

1. 晕厥

有的患者患病日久，体质过于虚弱，对痛感特别敏感，或者过于饥饱，按摩时精神过度紧张，加之在按摩时手法过重，患者易出现暂时性的昏迷。在治疗过程中，若出现头晕、眼花、心慌气短的感觉时，应立即停止按摩，让患者卧床休息，用大拇指轻按内关穴，对于饥饿所致者，应给予甜食；对于已昏迷的患者，可采取急救措施，用手指捏掐人中、中冲，病在胸部用手掌轻柔，以利血液的循环。

为防止昏厥的发生，对体质虚弱的患者、神经衰弱的患者，治疗时手法宜轻柔，精神紧张的患者应消除其思想顾虑，饥饿的患者应先进食或喝些糖水。

2. 疼痛加重

对腰痛、腿痛、背痛等症状，如果按摩手法过重，或第一次按摩，有可能疼痛反而加重，一般情况下，痛感会在一两天后消失，原来的病症也有可能一起消失。当然，手法应轻柔和缓，以患者感觉不是非常痛苦为宜，特别是腰的肾脏解剖部位，切忌用蛮力按摩。

3. 岔气与肌肉损伤

病人的体位不舒适，按摩用力过猛，患者的肌肉紧张也可能造成肌肉损伤或岔气。当出现岔气时，要配合病人呼吸做牵拉上肢推压后背的运动，以减轻痛感。对于肌肉皮肤损伤，可用红花油轻涂瘀血处一两次即可。

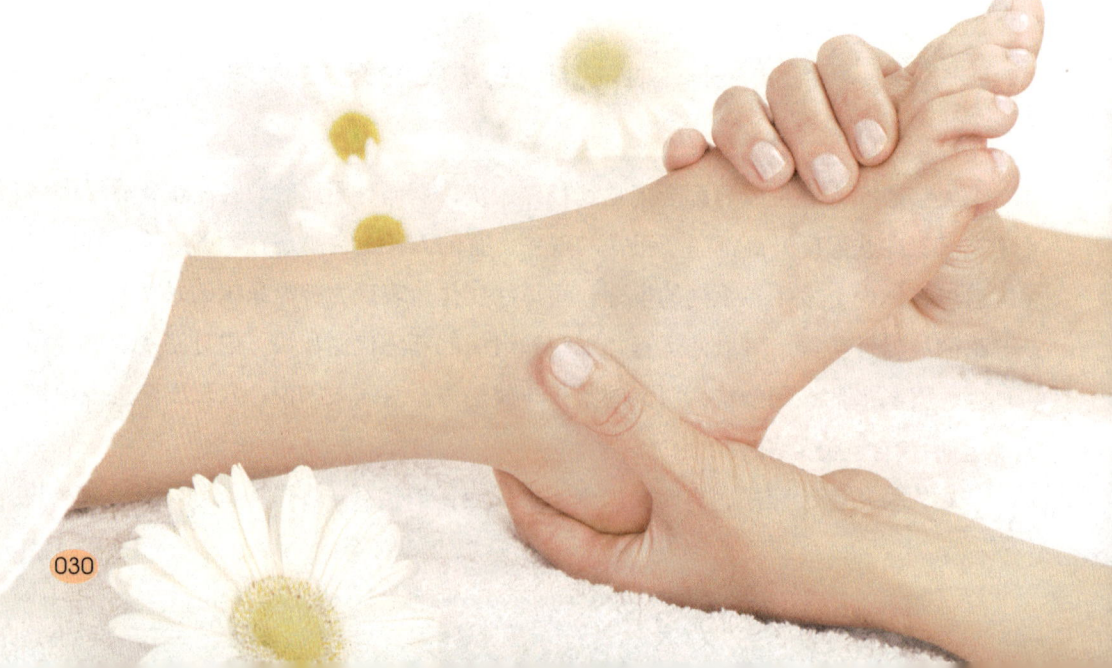

第二章

经络与腧穴

JING LUO YU SHU XUE

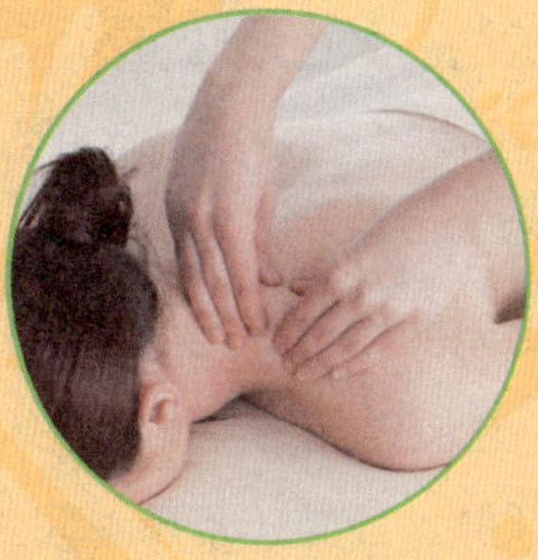

经络遍布于全身，是人体气血运行的主要通道，也是联结人体各个部分的基本途径。人体的脏腑、器官、皮毛、孔窍、肌肉、筋腱、骨骼等，就是依靠经络的沟通和联结而成为一个有机的整体。

腧穴，是脏腑经脉气血精华集中输注、渗灌的部位，是体表与脏腑器官及有关部位相联系的特殊区域。

一、经　络

中医学认为在人体内存在着一个经络系统，由于经络系统的存在，将人体各部组织、脏腑、器官联系沟通，才使人体成为一个有机的统一整体。《灵枢·海论》中所说："夫十二经脉者，内属于脏腑，外络于肢节。"就是指的这个意思。

经络学说是中医学基础理论之一，对临床各科均有普遍的指导意义，与针灸和推拿的关系尤为密切，是针灸和推拿的主要理论依据。正如《灵枢·经脉篇》中所说："经脉者，所以决死生、处百病、调虚实，不可不通"。

经络是人体内经脉和络脉的总称。凡直行干线都称为经脉，而由经脉分出来的网络身体各部分的支脉叫作络脉。经络遍布于全身，是人体气、血、津液运行的主要通道，内属于脏腑，外络于肢节、孔窍、皮毛、筋肉、骨骼，沟通内外，贯通上下，将人体各部的组织器官联系成一个有机的整体，并借以运行精、气、血、津液输布于全身，使人体各部的功能活动得以保持协调和相对的平衡。

1.经络的组成

经络系统是由经脉和络脉组成的。其中经脉包括十二经脉和奇经八脉，以及附属于十二经脉的十二经别、十二经筋、十二皮部。络脉有十五络、浮络、孙络等。

【十二经脉】　即手太阴肺经、手厥阴心包经、手少阴心经、手阳明大肠经、手少阳三焦经、手太阳小肠经、足阳明胃经、足少阳胆经、足太阳膀胱经、足太阴脾经、足厥阴肝经、足少阴肾经。它们是经络系统的主体，故称为"正经"。

【奇经八脉】　是指督脉、任脉、冲脉、带脉、阴维脉、阳维脉、阴跷脉和阳跷脉。它们纵横交错于十二经脉之间，进一步密切了经络之间的联系。能调节十二经脉的气血。十二经脉中气血旺盛，可以注蓄于奇经；十二经脉的气血不足，也可由奇经补充。

【十五络】　是由十二经脉和任、督两脉各自别出一络，加上脾之大络，共计十五条，称为"十五络"，分别以十五络所发出的腧穴命名。

【十二经别】　十二经别是十二正经离、入、出、合的别行部分，是正经别行深入体腔的支脉。

【十二经筋】　十二经筋是十二经脉之气结聚于筋肉关节的体系，是十二经脉的外周连属部分。

【十二皮部】　十二皮部是十二经脉功能活动反映于体表的部位，也是络脉之气散布的所在。

上述十二经脉、奇经八脉、十五络、十二经别、十二经筋和十二皮部等共同组成经络系统，成为不可分割的整体。

2.经络的作用

（1）经络的生理功能

经络具有联系脏腑和肢体的作用。人体的五脏六腑、四肢百骸、五官九窍、皮肉筋骨等组织器官，虽各有不同的生理功能，但又共同进行着有机的整体活动，使肌体的内外上下保持着协调统一，构成一个有机的整体。而这种相互联系，有机配合主要是依靠经络系统的联系沟通作用实现的。由于十二经脉及其分支纵横交错。入里出表、通上达下联系了脏腑器官，奇经八脉沟通于十二经之间，经筋皮部联结了肢体筋肉皮肤，从而使人体的各脏腑组织器官有机地联系起来。如《灵枢·海论》说："夫十二经脉者，内属于脏腑，外络于肢节。"

经络具有运行气血、濡养周身、抗御外邪、保卫机体的作用。人体的各个脏腑组织器官均需要气血的温养濡润，才能发挥其正常的作用。气血是人体生命活动的物质基础，必须依赖经络的传注，才能输布周身，以温养濡润全身各脏腑组织器官，维持机体的正常功能。如营养之和调于五脏，洒陈于六腑，这就为五脏藏精，六腑传化的功能活动提供了物质条件。所以《灵枢·本藏篇》说："经脉者，所以行血气而营阴阳，濡筋骨，利关节者也"。这就指明了经络具有运行气血、调节阴阳和濡养全身的作用。由于经络能"行血气而营阴阳"，营养运行于脉中，卫气行于脉外，使营卫之气密布于周身，加强了机体的防御能力，起到了抗御外邪，保卫机体的作用。故《灵枢·本藏篇》说："卫气和则分肉解利，皮肤调柔，腠理致密矣。"

（2）经络学说的临床应用

说明病理变化。在正虚邪乘的情况下，经络又是病邪传注的途径，当体表受到病邪侵袭时，可通过经络由表及里，由浅入深。如外邪侵袭肌表，初见发热、恶寒、头痛身痛等症，由于肺合皮毛，外邪循经内舍于肺，继而可见咳嗽、喘促、胸闷、胸痛等肺部病症。此外，经络也是脏腑之间，脏腑与体表器官之间病变相互影响的渠道。如心病移热于小肠，肝病影响到胃等，这是脏腑病变通过经络传注而相互影响的结果。内脏病变又可通过经络反映到体表组织器官，如肝病引起的胁痛，肾病所致的腰痛，心火上炎可致舌部生疮，大肠、胃腑有热可致牙龈肿痛等等，都说明经络是病邪传注的途径。

指导辨证论治。由于经络有一定的循行部位和脏腑络属，可以反映所属脏腑的病症，因而在临床上，就可以根据疾病所出现的症状，结合经络循行的部位及所联系的脏腑，作为辨证归经的依据。例如头痛，即可根据经脉在头部的循行分布而辨别，其痛在前额者，多与阳明经有关；痛在两侧者，多与少阳经有关；痛在颈项者，多与太阳经有关；痛在巅顶者，多与厥阴经有关。

综上所述，经络学说，不仅应用在生理、病理、诊断和治疗等方面，而且广泛运用于临床各科，所以它是中医学一个重要的组成部分。

3. 经络的分布

经络与经脉都有一定的分布部位，同时，它们之间又有相互连接、交叉、交会、分离、汇合等错综复杂的关系。具体分述如下。

（1）十二经的分布规律

凡是循行分布于上肢的称"手经"；循行分布于下肢的称"足经"；分布于四肢内侧（上肢指屈侧）的称"阴经"；分布于四肢外侧（上肢指伸侧）的称"阳经"。阴经中分布于四肢内侧前缘的称太阴经；分布于四肢内侧后缘的称少阴经；分布于四肢内侧中间的称厥阴经。阴经中分布于四肢外侧前缘的称阳明经；分布于四肢外侧后缘的称太阳经；分布于四肢外侧中间的称少阳经。在头、身、四肢的分布规律是：手足三阳经中的"阳明"在前，"少阳"在中，"太阳"在后；手足三阴经中的"太阴"在前，"厥阴"在中，"少阴"在后。

（2）各经相互联系和交接规律

阴经与阳经：多在四肢部交接。如手太阴肺经在腕后与手阳明大肠经交接；手少阴心经在小指与手太阳小肠经交接；手厥阴心包经自掌中与手少阳三焦经交接；足阳明胃经从足跗上与足太阴脾经交接；足太阳膀胱经从足小趾斜行至足心与足少阴肾经交接；足少阳胆经从足跗上与厥阴肝经交接。

阳经与阳经（指同名经）：多在头面部交接。如手阳明大肠经和足阳明胃经都通过鼻旁，手太阳小肠经和足太阳膀胱经均通于目内眦，手少阳三焦经和足少阳胆经均通于目外眦。

阴经与阴经（即三阴经）：在胸部交接。如足太阴脾经与手少阴心经交接于心中；足少阴肾经与手厥阴心包经交接于胸中；足厥阴肝经与手太阴肺经交接于肺中。

十二经脉还有络属与表里传注的关系。所谓"属"，即该条经脉归属哪一个脏或腑，所谓"络"，即与该经的脏腑为表里配合的（见下表）。

经络与脏腑络属关系

	（阴经）（里）	（阳经）（表）
	肺 ①	② 大肠
	脾 ④	③ 胃
	心 ⑤	⑥ 小肠
	肾 ⑧	⑦ 膀胱
	心包 ⑨	⑩ 三焦
	肝 ⑫	⑪ 胆

（◄----► 表示络属◎表里，→表示传注）

从上表中看出将十二经脉中的手足阴阳经的表里关系，及脏与腑之间分成六组"络属联系"，阴经属脏络腑，阳经属腑络脏，再通过手足同名经的交接，支脉和络脉的沟通，便构成了十二经脉周而复始、如环无端的循行传注系统。

二、腧穴

腧穴是脏腑、器官、经络之气输注在身体表面聚集的特定部位，亦是脏腑病理变化反映到体表的一种表现点，是针灸、推拿施术的部位，对不同部位的腧穴用不同的手法治疗，可达到调整机体内部机能的目的，从而获得治疗的效果。

1. 腧穴的分类

腧穴分为十四经穴、经外奇穴、阿是穴、特定穴等四类。

（1）十四经穴

即分布于十二经脉及任、督两脉上的腧穴，简称"经穴"。推拿或针灸一定部位的经穴，可主治本经所络属脏腑、组织、器官的有关病症。现有的361个经穴中，绝大部分是在晋代以前发现的，其后的医家在此基础上不断地实践，予以总结，充实提高，成为现代被肯定的十四经穴的定位、定名和系统的理论。

（2）经外奇穴

有一定的穴名，又有明确的位置，但尚未列入十四经系统的腧穴，被称为"经外奇穴"。自明代以后，特别是建国以后发现的经外奇穴已不少，这些腧穴对某些病症有特殊的治疗作用，往往比"十四经穴"的作用还强，有时在具体施治过程中，运用循经取穴（即十四经穴）的同时，适当配合一些经外奇穴，可提高疗效。红外奇穴与经络系统有一定联系，其中一部分逐步列入了经穴。

（3）阿是穴

阿是穴又称"不定穴""天应穴""压痛点"等。这一类腧穴既无具体名称，又无固定位置，而是根据局部病症的反应点或压痛点来取穴的，所以又称"以痛为俞"。阿是穴多位于病变的附近，少数在其距离较远的部位。

（4）特定穴

特定穴是指具有特殊作用的一些腧穴。由于其主治功能不同，所以有不同的名称。

①五输穴：是一些位于四肢远端（肘、膝以下）的常用穴位的总称。其中属于五脏（五条阴经）的穴位有五个腧穴，即井、荥、输、经、合共二十五穴。

②原穴、络穴：原穴是脏腑原气经过和留止的部位。绝大部分位于四肢腕踝关节附近。"络"即联络之意，络穴是分布于表里两经交接联络之处的穴位。十二经

的络穴皆位于四肢肘膝关节以下，加之任脉络穴鸠尾位于腹，督脉络穴长强位于尾骶部，脾之大络大包穴位于胸胁，共十五穴，故称"十五络穴"。

③输穴、募穴：输穴是脏腑经气输注于背腰部的腧穴；募穴是脏腑经气汇聚于胸腹部的腧穴。它们均分布于躯干部，与脏腑有密切关系。

④八脉交会穴、交会穴：是指奇经八脉与十二经脉之气相交会的八个腧穴，故称"八脉交会穴"。它们分布于四肢腕踝关节的上下。交会穴是两经以上的经脉相交或会合处的腧穴，多分布于躯干部。

⑤八会穴："会"即聚会之意，八会穴即脏、腑、气、血、筋、脉、骨、髓的精气聚会的八个腧穴，故称"八会穴"。分布于躯干部和四肢部。

⑥郄穴："郄"有空隙之意。郄穴是指体内气血聚会于某些空隙处的重要穴位，多分布于四肢肘、膝关节以下。

⑦下合穴：是指手足三阳六腑之气下合于足三阳经的六个腧穴，故称下合穴。主要分布于下肢膝关节附近。

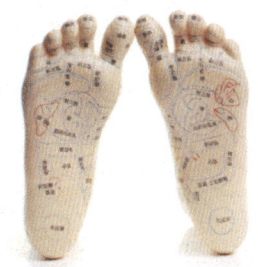

2.腧穴的治疗作用

凡一切腧穴，包括十四经穴、经外奇穴、阿是穴等，均有一定的治疗作用。根据腧穴作用的程度和范围，可分为以下几种。

（1）近治作用

这是一切腧穴主治作用所具有的共同特点。这些腧穴均能治疗该穴所在部位及邻近组织、器官的病症。如眼区的睛明、承泣、四白、瞳子髎各穴均能治疗眼病；耳区的听宫、听会、耳门、翳风诸穴，皆能治疗耳病；胃部的中脘、健里、梁门诸穴，皆能治疗胃病。总之，在推拿治疗过程中，运用局部取穴治疗局部病症是经常采用的。

（2）远治作用

这是十四经穴主治作用的基本规律。在十四经腧穴中，尤其是十二经脉在四肢肘、膝关节以下的腧穴，不仅能治局部病症，而且还可以治疗本经循行所及的远端部位的脏腑、组织、器官的病症，有的甚至具有影响全身的作用。例如合谷穴，不仅能治疗手腕部病症，而且还能治疗颈部和头面部病症，同时，还能治疗外感病；足三里穴不仅能治疗下肢病症，而且对调整整个消化系统的功能，甚至对人体防卫、免疫反应方面都具有很大的作用。

(3) 特殊作用

经过临床实践证明，推拿某些腧穴，对机体的不同状态，可起着双向的良性调整作用。如推拿天枢穴，不但能治疗便秘，而且还能治疗泄泻；按揉内关穴，可治疗心动过缓，可使心率恢复正常；心动过速时，按揉内关穴，也可使心率减慢。此外，腧穴的治疗作用还具有相对的特异性，如大椎退热、至阴矫正胎位等，均是其特殊的治疗作用。

总之，十四经穴的主治作用，归纳起来大体是：本经腧穴能治本经病，表里经腧穴能相互治疗表里两经病，邻近经穴能治疗局部病。各经腧穴的主治既有其特殊性，又有其共同性。

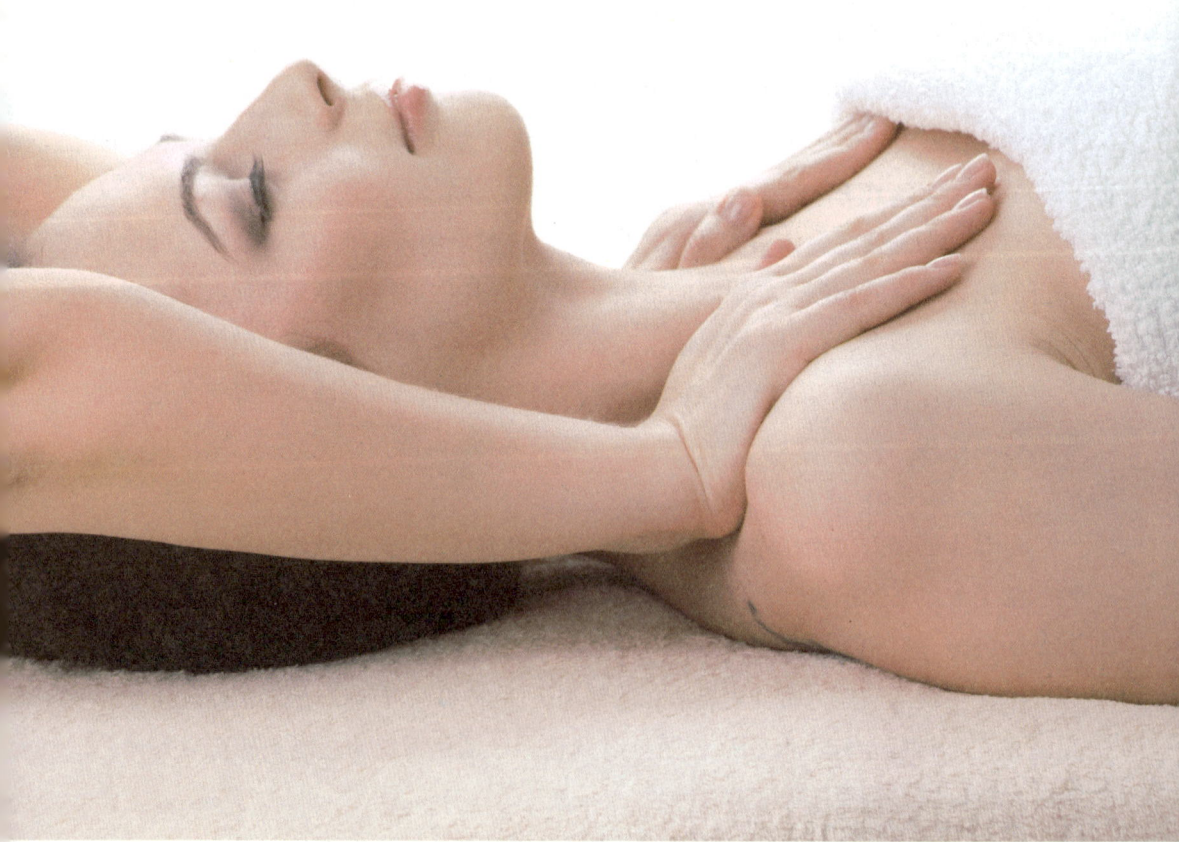

第三章

成人按摩的常用穴位

CHENG REN AN MO DE CHANG YONG XUE WEI

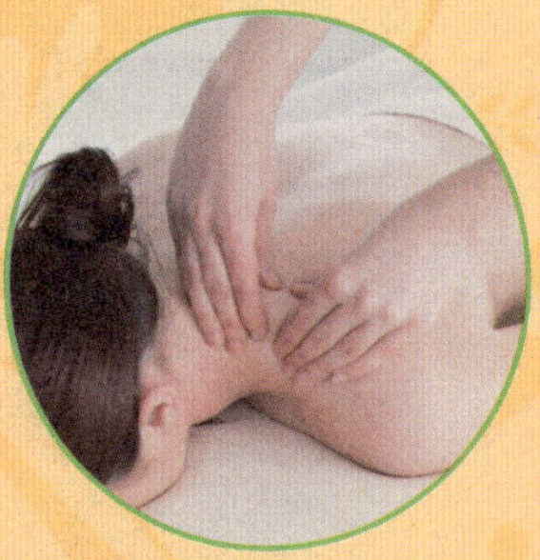

Part 03 第三章 成人按摩的常用穴位

腧穴是人体脏腑经络之气输注、聚结于体表的部位，也是按摩施术的处所。按摩的常用穴位，多是具有补气养血、滋阴壮阳、扶正固本、调和脏腑等作用的腧穴。

一、头面部常用穴位（图47）

1.人中

位置：鼻中隔下方，人中沟上1/3处。

主治：休克、昏迷、中暑、癫痫、惊厥。

手法：掐。

2.迎香

位置：鼻翼外缘中点旁。

主治：鼻塞、鼻衄、口㖞、胆道蛔虫症。

手法：按、一指禅推。

3.地仓

位置：口角水平线与瞳孔直下方的垂直线交点位置。

主治：口、面肌抽搐。

手法：一指禅推。

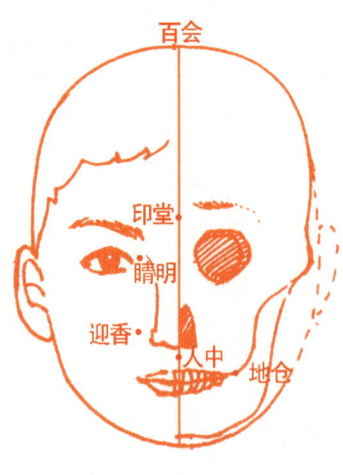

▲ 图47 头面部常用穴位1

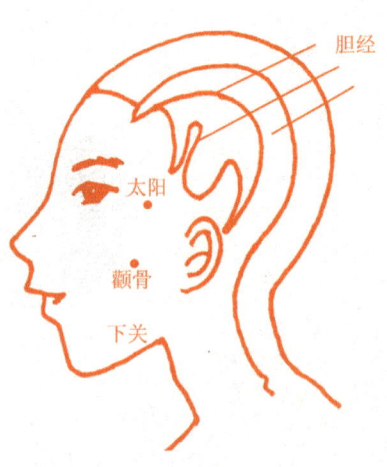

▲ 图47 头面部常用穴位2

4. 下关

位置：颧弓下缘，下颌骨髁状突之前方。

主治：耳病、牙痛、口噤、口眼歪斜。

手法：按揉、一指禅推。

5. 太阳

位置：眉梢与外眼角中间，向后1寸凹陷处。

主治：感冒、偏头痛、眼痛、三叉神经痛、高血压。

手法：按揉、掐、一指禅推。

6. 颧髎

位置：目外眦直下，颧骨后下缘凹陷处。

主治：口眼歪斜，三叉神经痛。

手法：按揉、一指禅推。

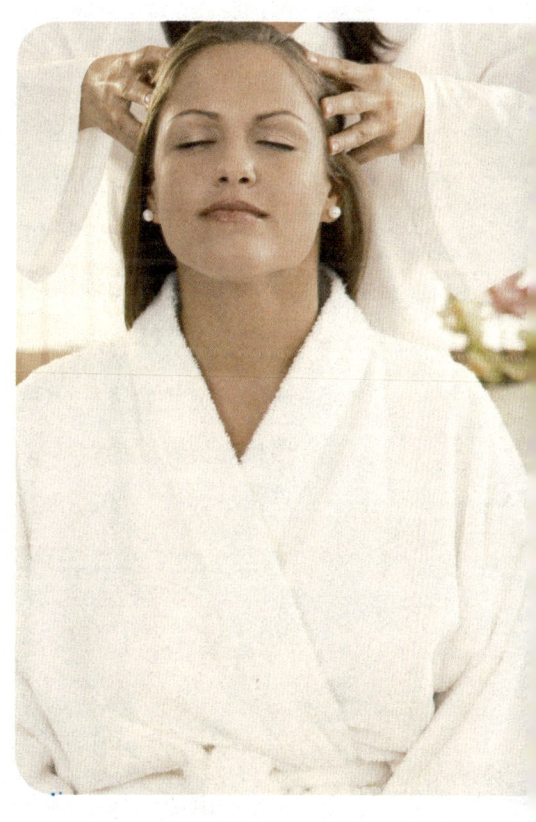

7. 睛明

位置：目内眦角上方凹陷处。

主治：近视、眼痛、口眼歪斜。

手法：按揉、一指禅推。

8. 印堂

位置：两眉头中间。

主治：头痛、高血压、失眠、小儿惊厥。

手法：按揉、一指禅推、掐。

9. 百会

位置：两耳尖直上联线的中点。

主治：头痛、失眠、高血压。

手法：按揉、一指禅推。

10. 胆经

位置：颞部、耳郭上方1~2寸，自前发际至枕后所连成的弧形区。

主治：头痛、眩晕、高血压。

手法：疏散法。

二、颈项部常用穴（图48）

1. 风池
位置：胸锁乳突肌与斜方肌之间凹陷处，正对枕骨与第一颈椎之间。
主治：感冒、头痛、眩晕、高血压、颈项强痛、目疾。
手法：点、按揉、拿、㨰、一指禅推。

2. 肩井
位置：大椎穴与肩峰连线中点。
主治：头项强痛、肩臂疼痛、感冒、难产、乳痈。
手法：㨰、点按、拿。

3. 大椎
位置：第七颈椎棘突下间隙。
主治：颈项强痛、高热、哮喘、癫痫、精神病。
手法：擦、点按、一指禅推。

4. 天鼎
位置：胸锁乳突肌后缘下1/4折点处，当第六颈椎横突处。
主治：落枕、肩臂顽痛、暴喑、咽喉肿痛、呃逆。
手法：点按、弹拨、拿、㨰、一指禅推。

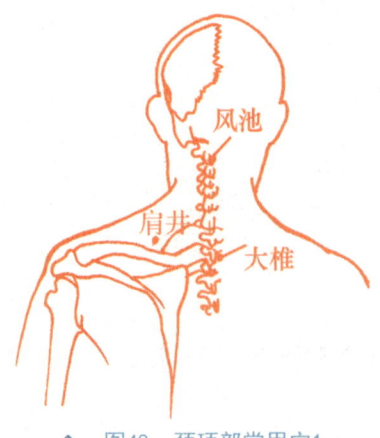

▲ 图48　颈项部常用穴1

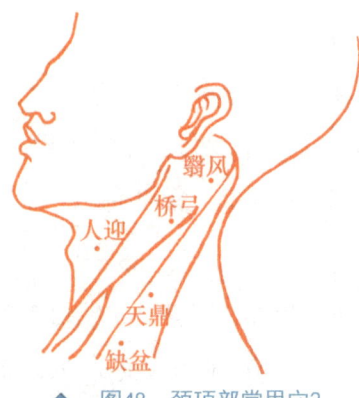

▲ 图48　颈项部常用穴2

5.桥弓

位置：胸锁乳突肌表面线条状区域。

主治：高血压、眩晕、头痛、失眠。

手法：推、抹。

6.缺盆

位置：锁骨上窝中央，前正中线离开4寸。

主治：肩臂顽痛、咳嗽、气喘。

手法：按揉、拿、一指禅推。

7.翳风

位置：乳突前下方，平耳垂后下缘的凹陷处。

主治：耳聋、耳鸣、口眼歪斜、牙痛、口噤。

手法：按揉、一指禅推。

8.人迎

位置：喉结旁开1.5寸，颈总动脉与胸锁乳突肌之间。

主治：咽喉肿痛、失音、瘿瘤、高血压。

手法：一指禅推、按揉。

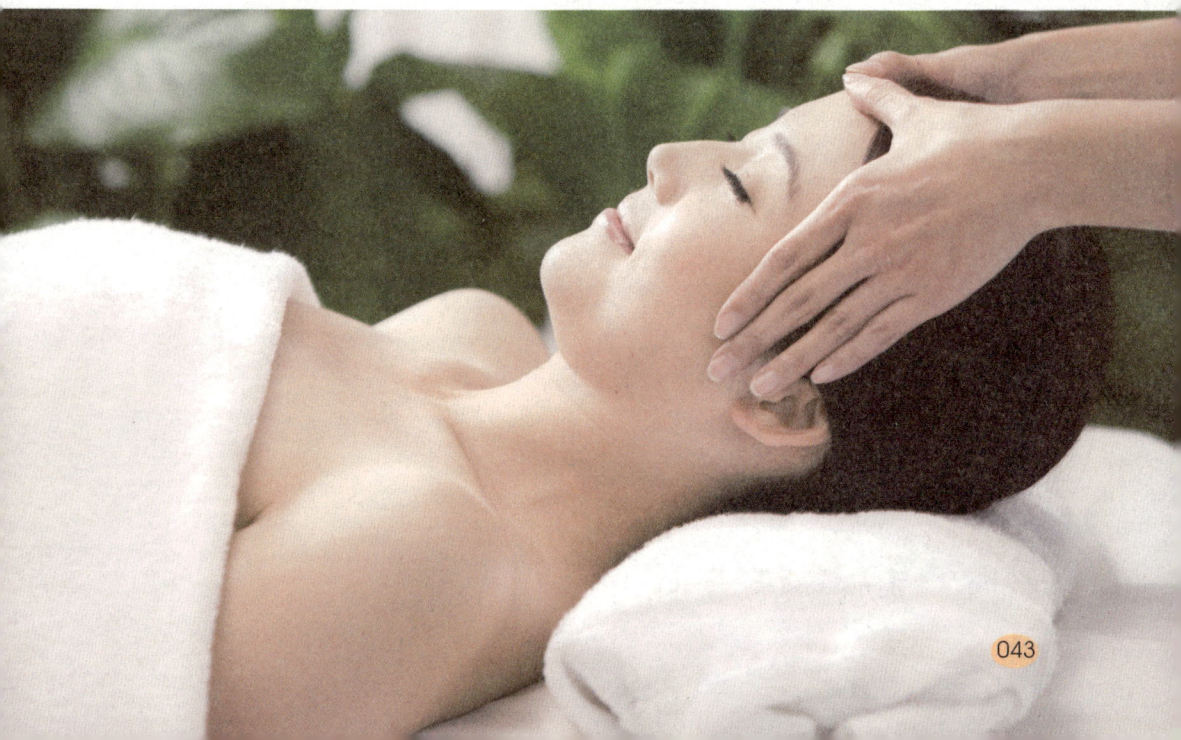

三、肩背部常用穴（图49）

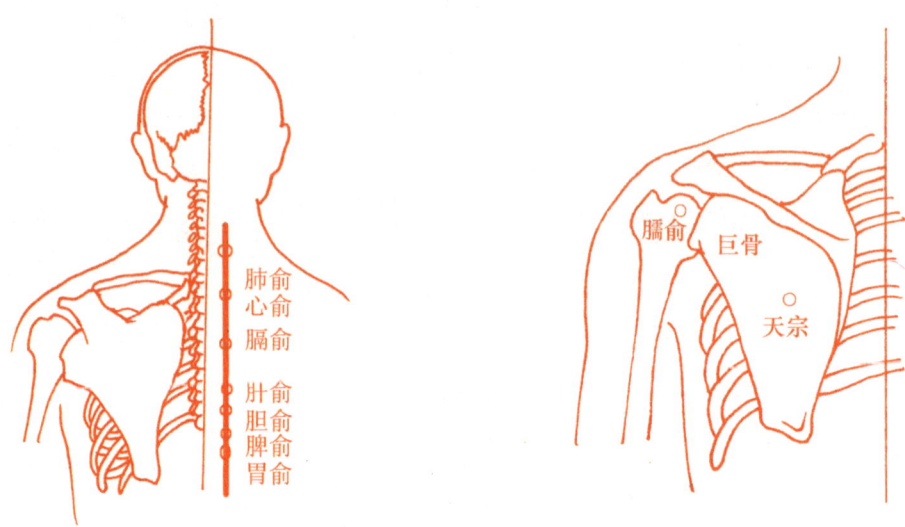

▲ 图49　肩背部常用穴

1.肺俞

位置：第三胸椎棘突下，旁开1.5寸。

主治：咳嗽、气喘、咳血、感冒、胸背痛。

手法：按揉、点、一指禅推、滚。

2.心俞

位置：第五胸椎棘突下，旁开1.5寸。

主治：胸闷、心悸、心绞痛、失眠、虚汗。

手法：按揉、点、一指禅推、滚。

3.膈俞

位置：第七胸椎棘突下，旁开1.5寸。

主治：呕吐、呃逆、气喘、咳嗽、贫血。

手法：按揉、点、一指禅推、滚。

4.肝俞

位置：第九胸椎棘突下，旁开1.5寸。

主治：胁痛、黄疸、胆道疾患。

手法：按揉、点、一指禅推、滚。

5.胆俞

位置：第十胸椎棘突下，旁开1.5寸。

主治：胆道疾患、白细胞低下。

手法：按揉、点、一指禅推、滚。

6.脾俞

位置：第十一胸椎刺突下，旁开1.5寸。

主治：腹泻、呕吐、痢疾、便血、水肿、消化不良。

手法：按揉、点、一指禅推、滚。

7.胃俞

位置：第十二胸椎刺突下，旁开1.5寸。

主治：胃脘痛、泛酸、嗳气、呕吐、腹胀。

手法：按揉、点、一指禅推、滚。

8.臑俞

位置：腋后皱襞直上，肩胛岗下缘凹陷处。

主治：肩臂疼痛。

手法：按揉、点、拿、弹拨。

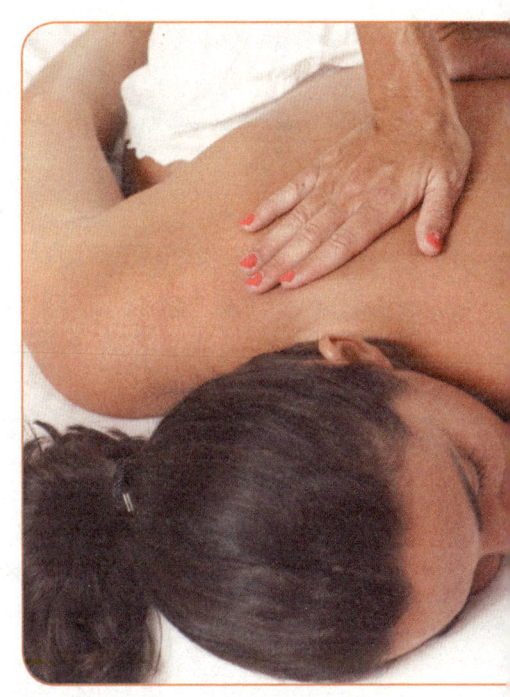

9.天宗

位置：肩胛骨岗下窝中央。

主治：颈项强痛、肩臂疼痛、乳痛。

手法：按揉、点、拿、滚。

10.巨骨

位置：锁骨肩峰端与肩胛岗之间的凹陷处。

主治：肩臂挛痛。

手法：点、按揉、滚。

四、腰臀部常用穴（图50）

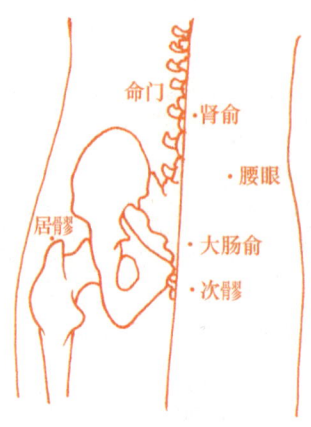

▲ 图50　腰臀部常用穴1

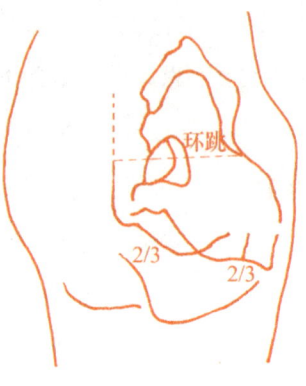

▲ 图50　腰臀部常用穴2

1. 命门

位置：第二腰椎棘下间隙。

主治：阳痿、遗精、月经不调、腰痛。

手法：擦、按揉。

2. 肾俞

位置：第二腰椎棘突下，旁开1.5寸。

主治：遗尿、遗精、阳痿、月经不调、耳聋、腰痛。

手法：按揉、点、拿、滚、擦、一指禅推。

3. 腰眼

位置：第四腰椎棘突下，旁开3.5寸凹陷处。

主治：腰腿痛、月经不调、带下。

手法：按揉、弹拨、拿、滚。

4. 大肠俞

位置：第四腰椎棘突下，旁开1.5寸。

主治：腰腿痛、泄泻、便秘。

手法：按揉、点、擦、滚。

5.次髎

位置：第二骶后孔，约当髂后上棘与后正中线之间。

主治：月经不调、遗精、阳痿、腰腿痛、下肢痿痹。

手法：按揉、点、弹拨、滚。

6.居髎

位置：髂前上棘与股骨大转子最凸点连线的中点处。

主治：腰痛、下肢痿痹。

手法：按揉、点、弹拨、滚。

7.环跳

位置：股骨大转子最凸点与骶管裂孔连线的外1/3与中1/3交点处。

主治：下肢痿痹、腰痛。

手法：按、点、压、弹拨、滚。

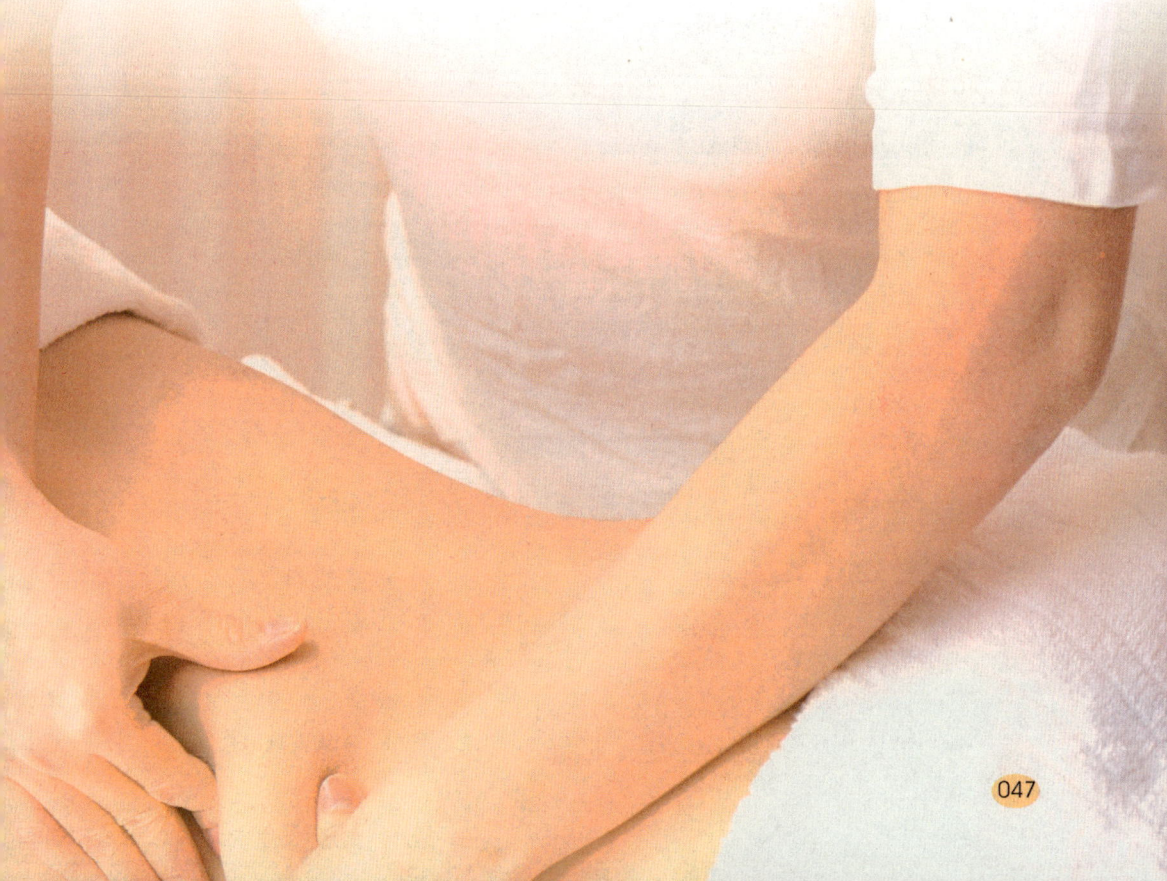

五、胸腹部常用穴（图51）

1. 天突
位置：胸骨上窝正中凹陷处。
主治：咳喘、呃逆、噎膈、咽喉肿痛、暴喑。
手法：点、按揉、一指禅推。

2. 璇玑
位置：前正中线，胸骨柄中央。
主治：发热、气急、呕吐、胸痛。
手法：推、按揉、一指禅推。

3. 膻中
位置：前正中线，平第四肋间隙。
主治：咳喘、胸痛、心悸、乳痛、呕吐、噎膈。
手法：推、按揉、一指禅推。

4. 乳根
位置：第五肋间隙，乳头直下。

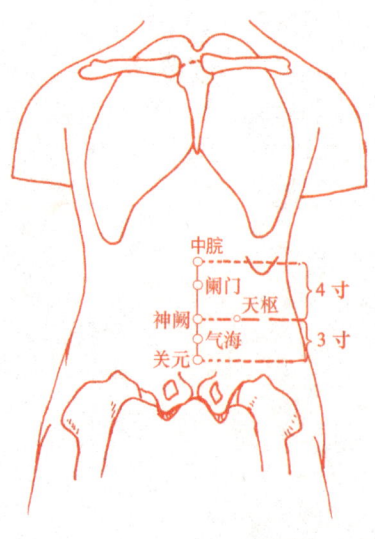

▲ 图51 胸腹背常用穴1

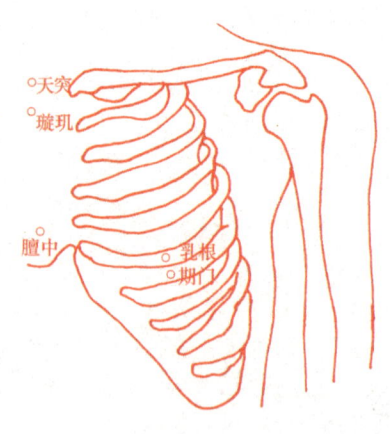

▲ 图51 胸腹背常用穴2

主治：乳少、乳痛、咳喘、胸痛。

手法：推、按揉、一指禅推。

5.期门

位置：第六肋间隙，乳头直下。

主治：胸胁胀痛、腹痛、胆道疾患、黄疸。

手法：按揉、点、一指禅推。

6.中脘

位置：脐上4寸。

主治：胃脘痛、呕吐、泛酸、腹胀、泄泻。

手法：揉、一指禅推、挤拧。

7.神阙

位置：脐中。

主治：腹痛、泄泻、脱肛、虚脱。

手法：揉、推摩。

8.气海、关元

位置：前正中线，脐下1.5寸为气海，脐下3寸为关元。

主治：腹痛、遗尿、遗精、阳痿、月经不调、泄泻便秘、尿潴留、体质虚弱。

手法：揉、推摩。

9.天枢

位置：脐旁2寸。

主治：腹胀、泄泻、痢疾、便秘。

手法：揉、推摩。

10.阑门

位置：脐上1.5寸。

主治：腹痛、泄泻、便秘、月经不调、疝气。

手法：按法、揉法。

六、上肢部常用穴（图52）

1. 中冲

位置：中指指甲根桡侧角后，或中指端正中取穴。

主治：昏迷、惊厥、休克。

手法：掐法。

2. 合谷

位置：掌背第二掌骨桡侧缘中点。

主治：头痛、牙痛、鼻衄、口眼歪斜、咽喉肿痛、感冒、发热、多汗、滞产。

手法：按揉、拿。

3. 中渚

位置：掌背第四、第五掌骨间，掌骨小头后凹陷处。

主治：落枕、头痛、耳鸣、耳聋、腰痛、热病。

手法：按揉、拿。

4. 后溪

位置：手掌尺侧赤白肉际，握拳时掌远纹尺侧端。

主治：落枕、腰背痛、目赤、耳聋、小便不利。

手法：推、按揉、掐。

5. 列缺

位置：桡骨茎突上方，腕横纹1.5寸。

主治：项强直、咳喘、咽喉肿痛。

手法：推、按揉、拿。

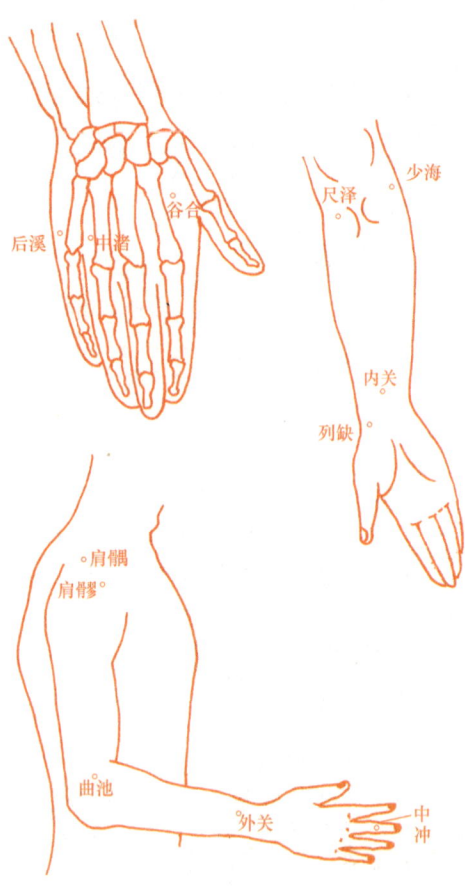

▲ 图52 上肢部常用穴位

6. 内关

位置：腕横纹2寸，两筋之间。

主治：心悸、胸闷、胃痛、呕吐、休克、癫痫、手指挛痛、偏瘫、失眠。

手法：按揉、拿、一指禅推。

7. 尺泽

位置：肘横纹中，肱二头肌腱桡侧缘。

主治：咳喘、中暑、小儿惊风，肘臂挛痛。

手法：按揉、弹拨、滚、拿。

8. 少海

位置：屈肘，肘横纹尺侧端与肱骨内上髁连线中点。

主治：心痛、肘臂挛痛。

手法：按揉、弹拨、滚、拿。

9. 外关

位置：腕背横纹上2寸，尺桡骨间，与内关相对应。

主治：耳聋、耳鸣、偏头痛、胁肋痛、上肢痹痛、偏瘫。

手法：按揉、拿、滚。

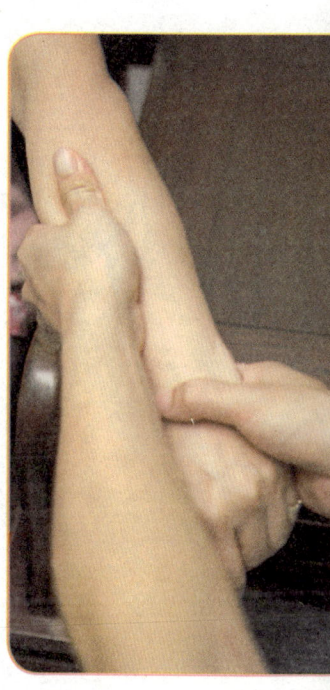

10. 曲池

位置：屈肘，肘横纹桡侧端与肱骨外上髁连线中点。

主治：感冒、肘臂挛痛、偏瘫、高血压、腹痛、吐泻。

手法：按揉、拿。

11. 肩髃

位置：肩峰前下方，与肱骨大结节之间。肩平举时，肩部前方凹陷处。

主治：肩臂挛痛、偏瘫。

手法：滚、按揉、拿。

12. 肩髎

位置：肩峰后下方。肩平举时，肩部后方凹陷处。

主治：肩臂挛痛。

手法：滚、按揉、拿。

七、下肢部常用穴（图53）

1. 涌泉
位置：足底前1/3处，趾屈曲时凹陷处。
主治：昏迷、休克、惊风、头痛、高血压。
手法：掐、揉、擦。

2. 至阴
位置：足小趾末节外侧，距趾甲角0.1寸（指寸）。
主治：头痛、目痛、胎位不正、难产。
手法：掐、揉。

3. 昆仑
位置：外踝高点与跟腱之间凹陷处。
主治：头痛、项强、腰痛、难产、脚跟肿痛。
手法：按揉、拿。

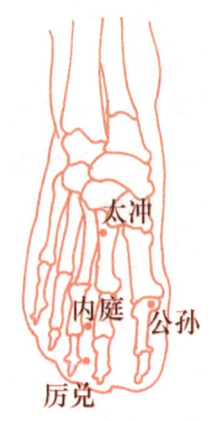

▲ 图53 下肢部常用穴1

4. 太冲
位置：足背第一、二跖骨结合部之前凹陷处。
主治：头痛、眩晕、目赤肿痛、胁肋疼痛、中风、月经不调、小儿惊风。
手法：按揉、拿、一指禅推、掐。

5. 公孙
位置：足内侧，第一跖趾关节后下缘，赤白肉际取穴。
主治：胃痛、腹泻、腹胀。
手法：按揉、拿、一指禅推。

6. 三阴交
位置：内踝上3寸，胫骨后缘。
主治：月经不调、遗精、阳痿、遗尿、尿闭、失眠、肠鸣泄泻。
手法：按揉、拿、一指禅推。

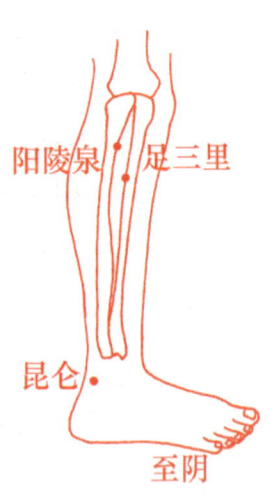

▲ 图53 下肢部常用穴2

7. 阴陵泉

位置：胫骨内侧髁下缘凹陷处。

主治：水肿、泄泻、小便不利、尿失禁、膝痛。

手法：按揉、拿、一指禅推。

8. 内庭

位置：足背第二、第三趾缝端。

主治：牙痛、鼻衄、头痛、胃腹疼痛。

手法：按揉、拿、一指禅推。

9. 足三里

位置：膝下3寸，胫骨前嵴外1寸。

主治：胃腹疼痛、呕吐泄泻、肝胆疾患、休克、高血压、下肢瘫痪、膝关节疼痛。

手法：按揉、拿、一指禅推。

10. 阳陵泉

位置：腓骨小头稍前凹陷处。

主治：胁肋疼痛、肝胆疾患、筋急拘挛、筋弛萎软。

手法：按揉、拿、一指禅推。

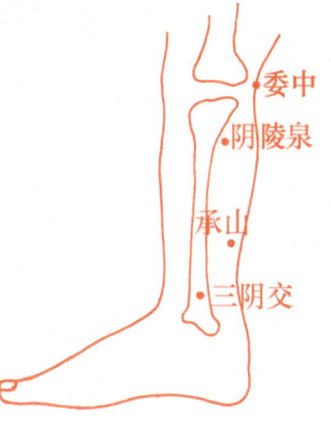

▲ 图53　下肢部常用穴3

11. 承山

位置：腘横纹下8寸，腓肠肌两肌腹之间凹陷的顶端。

主治：腰痛、下肢瘫痪、小儿惊风、腓肠肌痉挛、痔疾、便秘。

手法：按揉、点、拿、一指禅推。

12. 委中

位置：腘窝横纹中央。

主治：腰痛、下肢瘫痪、吐泻、小便不利、膝关节疼痛。

手法：按揉、点、拿、一指禅推。

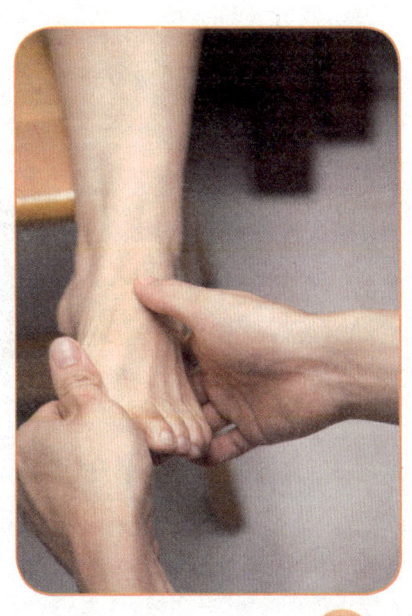

第四章

小儿按摩的常用穴位

XIAO ER AN MO DE CHANG YONG XUE WEI

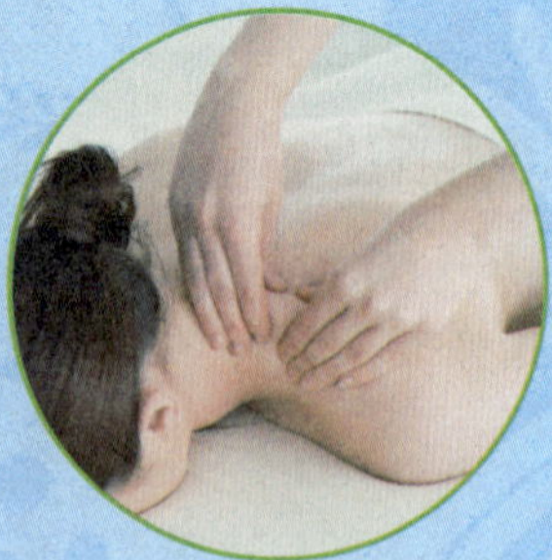

腧穴，是人体脏腑经络气血输注于体表的特定部位。腧穴是按摩重点施术的作用点，分布在十四条经脉上的穴位称为"经穴"，未列入十四经系统的称为"奇穴"；没有一定的名称和位置的压痛点或其他反应点叫"阿是穴"。穴位具有运输气血，沟通脏腑等作用。

小儿推拿穴位中，一为经络学说中的十四经穴和奇穴，二为小儿推拿本身所具有的特定穴位。

一、头面部常用穴位（图54）

1. 天门

位置：为线状穴位，自眉心至前发际止。

主治：发热、头痛、感冒、精神萎靡、惊惕不安。

手法：推30～50次。自眉心推向前发际，称开天门，又称推攒竹。

2. 坎宫

位置：线状穴位，自眉头起沿眉毛向眉梢处止。

主治：发热、感冒、头痛、惊风、目赤痛。

手法：推30～50次。

3. 眉心

位置：两眉内端连线的中点，相当于印堂穴。

主治：惊风、抽搐、目赤肿痛、斜视。

手法：掐、推、揉；掐3～5次，推揉30～50次。

4. 山根

位置：鼻根部、眉心穴下方。

主治：惊风、抽搐、鼻塞、鼻干。

手法：掐、推、揉；掐3～5次，推、揉30～50次。

5. 牙关

位置：颞下颌关节处，相当成人下关穴。

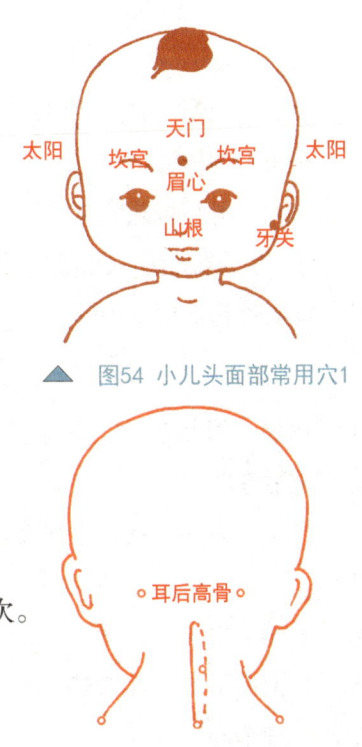

▲ 图54 小儿头面部常用穴1

▲ 图54 小儿头面部常用穴2

主治：口噤、齿痛。

手法：拿、按、揉5～10次。

6. 太阳

位置：耳郭前面，前额两侧，外眼角延长线上方。

主治：感冒、头痛、汗闭或多汗、惊风、目赤肿痛、斜视。

手法：掐、推、揉；掐3～5次，推、揉30～50次。

7. 耳后高骨

位置：两耳后，乳突后缘与后发际交界处。

主治：感冒、头痛、惊风。

手法：运、揉30～50次。

二、项背部常用穴（图55）

1. 天柱骨

位置：线状穴位，项部正中线，自枕骨大孔下方至第七颈椎棘突。

主治：外感发热、呕吐、腹泻。

手法：推法100～500次，自上而下推天柱能止吐，自下而上推天柱能止泻。

2. 督脊

位置：线状穴位，背部正中线，自第七颈椎棘突至尾骨端。

主治：发热、腹泻、咳喘、疳积、体弱易感外邪。

手法：推法、捏法；推100～300次，捏3～5次。自上而下推脊能清热，自下而上捏脊能健脾补肾，培养天元。

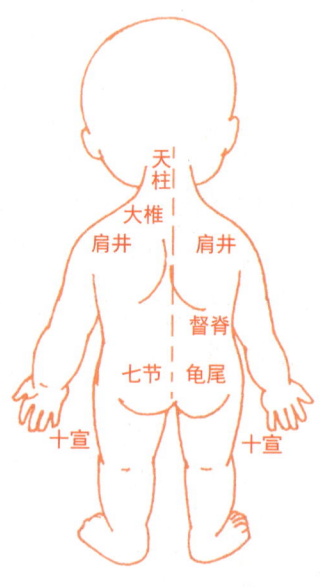

▲ 图55 项背部常用穴

3. 七节骨

位置：线状穴位，自命门至尾骨尖。

主治：泄泻、便秘。

手法：推法，100~300次。推上七节骨能温阳止泻；推下七节骨能泻热通便。

4. 龟尾

位置：尾骨端。

主治：腹泻、痢疾。

手法：揉、掐；揉100~300次，掐3~5次。

三、胸腹部常用穴（56）

1. 膻中

位置：同成人膻中穴。

主治：痰壅咳喘、气促气闭、腹痛、呕吐泄泻、发热抽搐。

手法：推、揉。自膻中穴向两侧胁肋处分推或揉，均50~100次。

2. 乳旁

位置：两乳头外侧0.2寸。

主治：咳喘、胸闷、呕吐。

手法：拿、按。

3. 腹

位置：腹部。若沿肋弓边缘或自中脘至脐，向两侧分推，则称为推腹阴阳。

主治：胸闷腹胀、泄泻便秘、消化不良、呕吐恶心。

手法：摩、推。摩腹5分钟；分推100~200次。

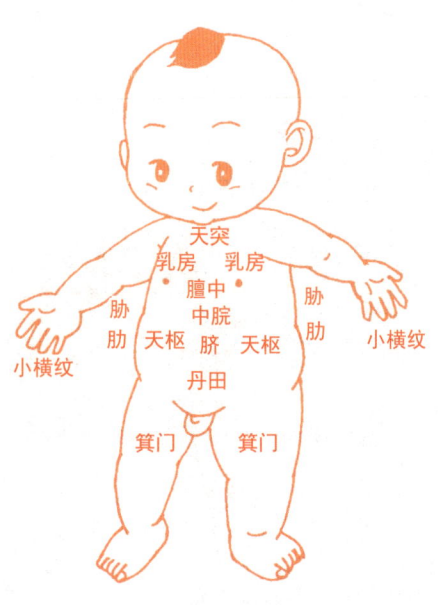

▲ 图56 小儿胸腹部常用穴

4. 胁肋

位置：面状穴位，两侧胁肋部，自腋下至天枢。

主治：咳喘痰积、胸闷腹胀。

手法：搓50～100次。

5. 脐

位置：同成人神阙穴，脐眼处取穴。

主治：腹痛腹胀、食积便秘、肠鸣泄泻。

手法：揉100～300次。

6. 丹田

位置：脐下2～3寸间。

主治：腹痛腹泻、遗尿或尿潴留、脱肛疝气。

手法：揉、摩，揉丹田50～100次；摩丹田5分钟。

四、上肢部常用穴（图57）

1. 脾经

位置：拇指远端指节掌面，或拇指桡侧缘一线。

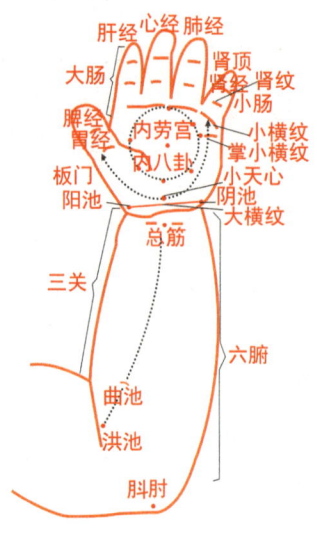

▲ 图57　小儿上肢部常用穴1

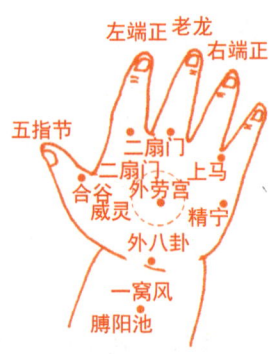

▲ 图57　小儿上肢部常用穴2

主治：腹泻、腹胀、乳食不消、身体虚弱、疳积、黄疸。

手法：补脾土有二法，一种是旋推拇指远端指节的掌面；另一种是屈患儿拇指指间关节，由拇指桡侧缘的远端推向近端，300次。清脾，拇指伸直由拇指远端推向近端。

2.肝经

位置：食指远端指节掌面。

主治：惊风、目赤肿痛、烦躁不安。

手法：旋推为补，直推为清，肝经宜清不宜补。

3.心经

位置：中指远端指节掌面。

主治：发热、神昏、惊风、小便赤热不利、口疮、烦躁不安。

手法：掐法，推法。旋推为补，掐、直推为泻。心经宜清不宜补。

4.肺经

位置：无名指远端指节掌面。

主治：感冒、咳喘、痰壅、虚汗、脱肛。

手法：推、掐、揉。旋推为补，掐、直推为泻。

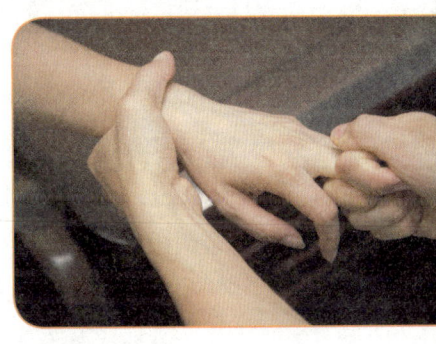

5.肾经

位置：小指远端指节掌面。

主治：小便不利，大便秘结，先天不足，久病体虚。

手法：推，自小指远心端推向近心端为清；自小指近心端推向远心端为补。

6.胃经

位置：拇指近端指节掌面或拇指近端指节桡侧缘。

主治：呕吐、呃逆、泄泻。

手法：推法，自远心端推向近心端为清；自近心端推向远心端为补。

7.大肠

位置：示指桡侧缘一线。

主治：泄泻、痢疾、腹胀、便秘。

手法：推，100～300次。指尖推向虎口为清，反之为补。

8. 小肠

位置：小指尺侧缘一线。

主治：小便黄赤不利、泄泻、遗尿、尿闭。

手法：推100～300次。指尖推向指根为清，反之为补。

9. 板门

位置：手掌大鱼际处。

主治：腹胀、呕吐、泄泻、食欲不振。

手法：揉、推法，100～300次。板门推向横纹，能止泻；横纹推向板门，能止吐。

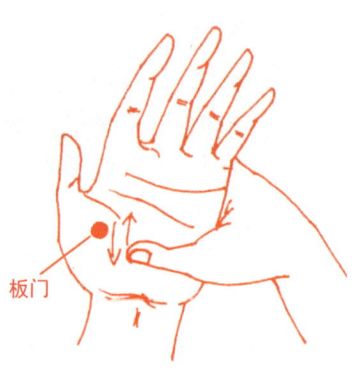

板门

10. 大横纹

位置：线状穴位，即腕掌侧横纹，大横纹中点（对中指处），为总筋；大横纹尺侧端为阴池，桡侧端为阳池，阴池和阳池合称为腕阴阳；总筋的稍近心侧称横门穴，但一般临床上并不做细分。

主治：口舌生疮、小便赤涩，潮热、痰鸣咳喘、腹胀泄泻、夜啼、四肢抽搐。

手法：掐、推，自总筋向两侧阴池、阳池穴分推，称分阴阳；自阴池、阳池向总筋合推称合阴阳。

11. 内劳宫

位置：即成人劳宫穴，第三、第四掌骨间，握拳时中指、无名指尖之间。

主治：发热、烦渴、口疮、齿龈糜烂。

手法：揉、运，揉100～300次；运10～30次。

12. 内八卦

位置：环绕掌心周围的八个穴位的总称。一般以左手取穴，近第三掌骨小头处为离，按顺时针方向排列，依次为坤、兑、乾、坎、艮、震、巽。

主治：咳喘痰鸣、胸闷纳呆、腹胀呕吐。

手法：运100～300次。

13. 小横纹

位置：掌面示、中、无名、小指掌指关节横纹处。

主治：便秘、腹胀、小便赤涩、烦躁、口疮、唇裂。

手法：掐、推，掐5次；推100～300次。

14.四横纹

位置：手指掌面，示指、中指、无名指与小指的近侧指间关节处横纹。

主治：腹胀腹痛、疳积、痰壅气喘、气血不和、惊风、口唇破裂。

手法：掐、推，掐各5次，推100～300次。

15.三关

位置：线状穴位，前臂桡侧缘，自腕部阳池至肘部曲池穴。

主治：本穴性温热，能培补元气，发汗行气，常用于虚证、寒证的治疗。如风寒外感、头痛、腹痛、泄泻、痢疾、麻疹透发不畅，及疳积、体弱多病等。

手法：推法，100～300次。自腕推向肘，称推上三关。

16.六腑

位置：线状穴位，前臂尺侧缘，自尺骨鹰嘴至阴池穴。

主治：本穴性寒凉，能泻实清热，常用于热证、实证的治疗。如发热、便秘、小便赤涩、神昏谵语、腹胀腹痛、惊风、木舌、重舌等症。

手法：推法，100～300次。自肘推向腕，称退六腑或推下六腑。

17.天河水

位置：线状穴位，前臂掌侧正中线，自总筋至洪池穴。

主治：本穴性凉，能退热除烦，治疗诸热证。如高热惊风、口渴咽干、口舌生疮、夜啼、外感发热、阴虚潮热等。

手法：推法，自腕推至肘部，称清河水。

18.外劳宫

位置：手掌背面，正对掌心劳宫穴处。

主治：感冒、腹胀腹痛、泄泻、脱肛、遗尿、疝气。

手法：揉、掐，揉100～300次；掐5次。

19.外八卦

位置：手掌背面，与内八卦相对。

主治：胸闷、腹胀、便秘。

手法：运法，100～300次。

20. 五指节
位置：拇指指间关节及示指、中指、无名指、小指的近侧指间关节背面横纹。
主治：惊风、吐涎、惊惕不安、咳嗽多痰。
手法：掐、揉，掐各指节3～5次；揉30～50次。

21. 老龙
位置：中指端取穴或于中指背面，指甲床的近心端取穴。
主治：惊风、抽搐。
手法：掐法，5次，或醒后即止。

22. 十王
位置：十指指尖取穴或于十指指甲侧面取穴。
主治：高热神昏、惊风。
手法：掐法，各掐5次，或醒后即止。

23. 端正
位置：中指桡侧指甲角旁为左端正，尺侧指甲角旁为右端正。
主治：斜视。
手法：掐、揉、捏，掐5次；揉、捏各50次。

24. 精宁
位置：手背第四、第五掌骨之间的缝隙中。
主治：气逆痰喘、干呕、噎膈、痞积。
手法：掐法，5～10次。

25. 威灵
位置：手背外劳宫穴的桡侧，第二、第三掌骨歧缝间。
主治：惊风、暴卒。
手法：掐法，掐5次或醒后即止。

26. 一窝风
位置：腕背侧横纹正中。

主治：感冒、头痛、腹痛、寒疝、关节痹痛。

手法：揉法，100～300次。

27.膊阳池

位置：前臂背侧正中，离筋横纹3寸。

主治：便秘、尿赤、头痛。

手法：掐、揉，掐3～5次，揉100～300次。

28.二扇门

位置：手背第三掌骨小头两侧。

主治：惊风抽搐、身热无汗。

手法：揉、掐，掐3～5次，揉100～300次。

五、下肢部常用穴（图58）

1.百虫

位置：髌骨内上方肌肉丰厚处，股内侧肌隆起处。

主治：惊风、抽搐、下肢痿软。

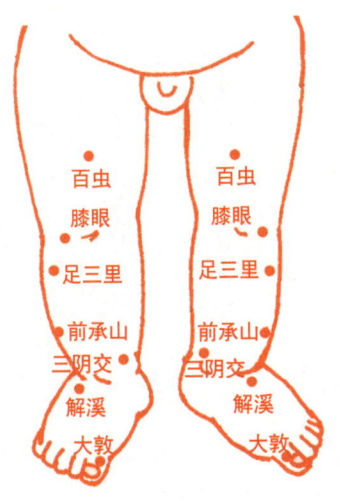

▲ 图58　小儿下肢部常用穴1

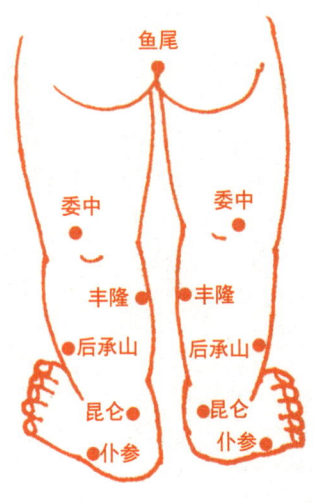

▲ 图58　小儿下肢部常用穴2

手法：拿、揉、按。

2. 箕门

位置：线状穴位，大腿前内侧，腹股沟至百虫穴。

主治：小便赤涩不利、尿闭、水泻。

手法：推，100~300次。

3. 前承山

位置：小腿前方，与后承山穴相对。

主治：惊风，下肢痿软。

手法：掐，揉，掐5次；揉30次。

4. 后承山

位置：小腿内侧，膝与内踝联线中点，或即取成人承山穴。

主治：腹泻、转筋、惊风、下肢痿软。

手法：拿、掐，各5次。

5. 膝眼

位置：即成人膝眼穴。髌骨下缘，髌韧带内外凹陷处，外侧称外膝眼，内侧称内膝眼。

主治：惊风、抽搐、下肢痿软。

手法：按5次。

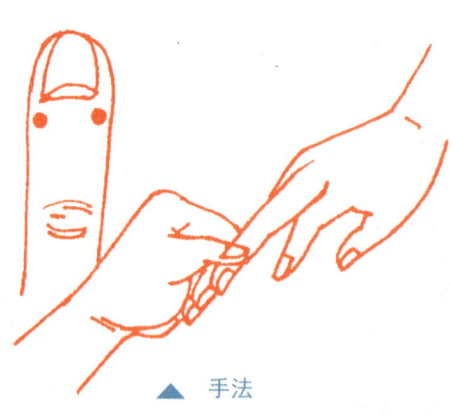

▲ 手法

第五章

各种病症的按摩疗法

GE ZHONG BING ZHENG DE AN MO LIAO FA

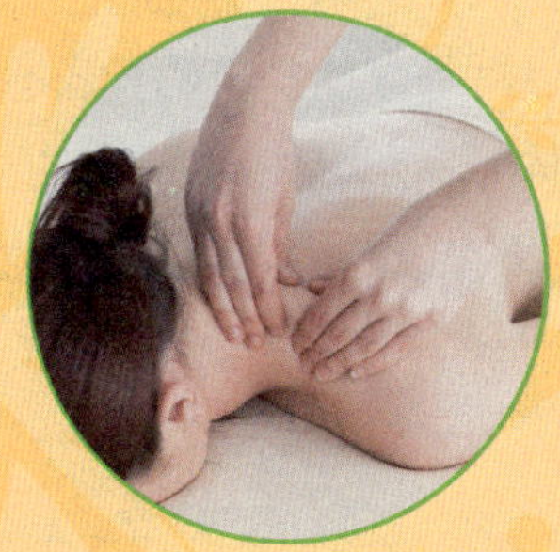

人体处于亚健康状态,是按摩疗法切入的最佳时机。按摩,一种不吃药的绿色养生方法。通过按摩,我们就可以从外在的保养着手,去收获内脏的健康,而且此方法不用花一分钱,一看就懂,一学就会。

 一、发热的按摩疗法

身体发热,俗称发烧,是十分常见的症状,许多疾病都伴随发热之症。人在发热时常有头痛、头昏、全身酸胀、乏力,乃至痉挛、恶心、呕吐等现象发生或伴随出现。医学发展到今天,退热的方法的确不少,如打退热针、吃退热药、冰浴、冷敷、冬眠等等,但均有轻重不一的副作用或不良反应。

按摩疗法

取穴: 大椎穴、合谷穴、三阴交等穴位。

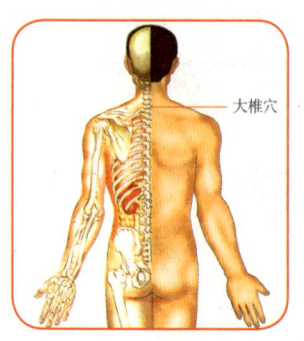
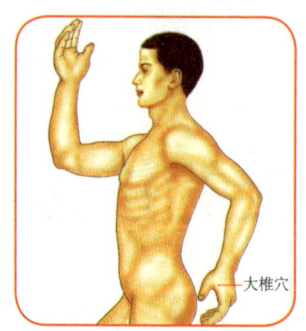
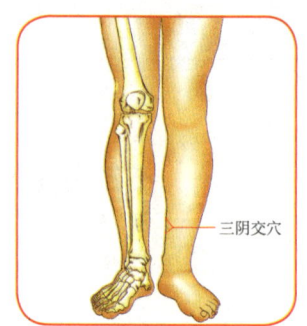

操作: 对还在发热的病人用掐穴的手法,施用较大的力量掐住大椎穴、合谷穴、三阴交等穴位,有退热作用。这种疗法还可减轻伴随发热出现的头昏、头痛、全身酸软不适、恶心、呕吐等症状。掐穴退热,在掐穴时首先要患者采取可以长时间坚持的体位,然后对可以退热及有减轻发热的穴位,施行不间断的强刺激和重压,每次施行时间可达半小时以上。

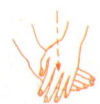 二、支气管炎的按摩治疗

支气管炎有急慢性之分。急性支气管炎是由于病毒、细菌感染、烟尘及化学性

物质刺激气管黏膜而引起。慢性支气管炎可由急性支气管炎转化而成，也可因支气管哮喘、支气管扩张等疾病，使支气管分泌物引流不畅，血液循环供给不足，或气管周围组织增生所致。

其症状表现为：①急性支气管炎，初期常先有喉痒、干咳等上呼吸道感染症状，并伴有疲乏、怕冷、头痛、低热、背部酸痛等，1~2天后咳出少量黏痰或稀薄痰，逐渐转为黄浓痰或白黏痰；②慢性支气管炎，常在秋末冬初，气候寒冷时发病。早晚咳嗽加重，痰多，白色稀薄或为黏稠痰。如久病不愈，病情加重，可转化为肺气肿。

按摩疗法

取穴：中府、尺泽、鱼际、肺俞穴。

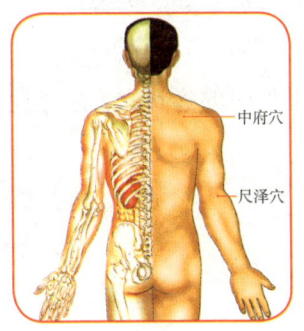
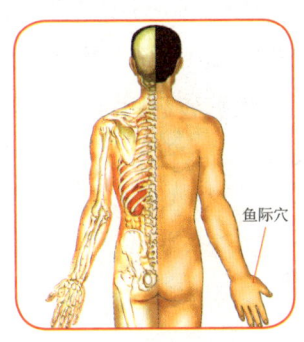
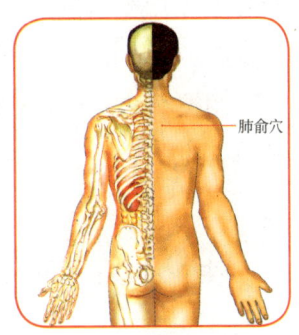

操作：1.病人仰卧，术者站于其旁。用手掌推摩中府、尺泽、鱼际等穴位数次。

2.病人俯卧，术者站于其旁。用手掌揉按上背部数次。按压脊柱、肺俞及痛点处，使之有酸胀感放射到胸部为好。

上述手法有通宣理肺、止咳化痰的作用。

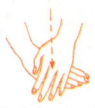

三、低血压的按摩疗法

本病是指收缩压（高压）与舒张压（低压）均低于正常数值，即高压低于12kPa（90毫米汞柱），低压低于8kPa（60毫米汞柱），叫作低血压。

按摩疗法

取穴：腰俞、大椎、中脘穴。

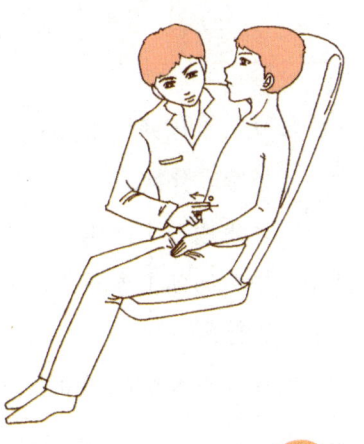

操作：1.病人俯卧，术者站于其旁。在腰背部沿脊柱自下而上（由腰腧穴至大椎穴及两侧的皮肤）做捏提法数次。痛点部位多施手法，捏提时手法要缓和有力。

2.病人取坐位，术者站于其旁。用拇、示、中指捏提中脘。

上述手法有升压作用。

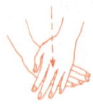

四、心慌的按摩疗法

患者自觉心跳心慌，一般多呈阵发性，常因情志波动或过度劳累而发作，且多同时伴有失眠、健忘、眩晕、耳鸣等症。本症可见于多种心脏病，如二尖瓣狭窄、心肌炎、部分心律失常等，另外也是其他一些疾病的兼症，如神经官能症等。

用按摩方法彻底地根治这种疾病较为困难，但对控制发作时的症状效果还是比较明显的。

 按摩疗法

取穴：内关、神门、心俞穴。

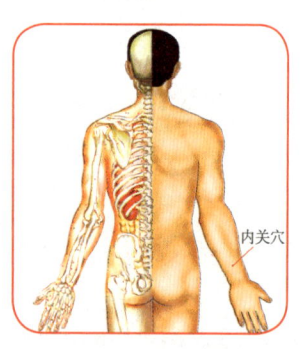
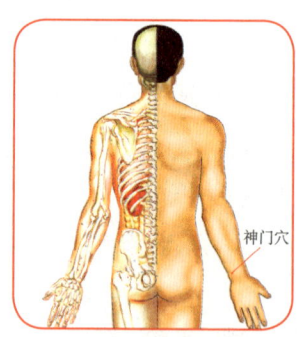
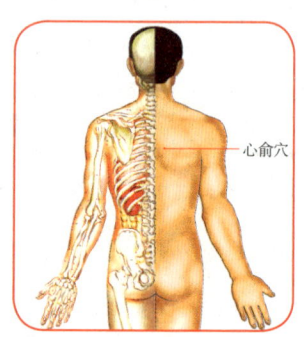

操作：1.用两拇指同时按揉其两手腕内关穴，力量宜重，以有较强的酸胀感为度，并持续半分钟。

2.术者用一手握住其手掌，并使掌心朝上，另一手用拇指指腹从腕部神门穴处开始，沿纵向朝上做短距离的往返推抹，力量宜重滞，推动要慢，时间约1分钟。完毕再进行另一侧。

3.正坐，术者站其侧面，一手用掌心贴在其前胸正中偏左处。另一手用掌心贴在其与前胸手掌相对应的后背，然后两手相对用力做轻微的持续挤按，约1分钟。

4.仰卧或坐位，用手掌按在其胸前心脏区域（左胸），然后做轻微缓慢的摩揉，即边揉边做顺时针的环旋移动，约3分钟。

5.俯卧，用两拇指同时按揉其背部两心俞穴，有轻微胀感即可，持续半分钟。

6.俯卧，用两拇指指腹从肩胛内上角开始，沿着两肩胛内缘向下向外分推30次，力量稍重，但一定要均匀柔和。

7.俯卧，用一掌根按揉其背部两侧肌肉，并且边按揉边向下移至腰部，力量宜轻柔，每侧从上到下做2遍。

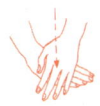 五、按摩治疗心口疼

心口疼是指胸骨后或心前区阵发性疼痛的症状。大多由冠状动脉粥样硬化性心脏病引起。也可见于风湿性心脏病和梅毒性心脏病的病人。多在体力劳动和情绪激动时发作，病人常有胸闷和憋气的感觉。有时可放射到颈、咽部或左肩、左臂，一般持续3~5分钟。大多数发生在中年以上患者，中医称为"胸痹""真心痛""厥心痛"。

 按摩疗法

取穴：内关、心俞、神堂穴。

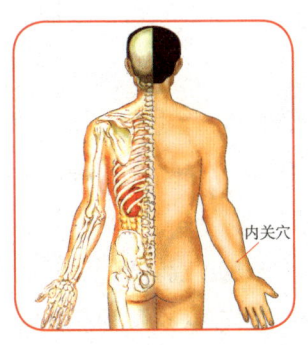 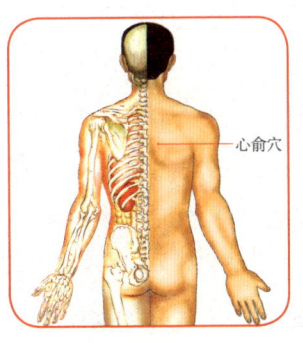 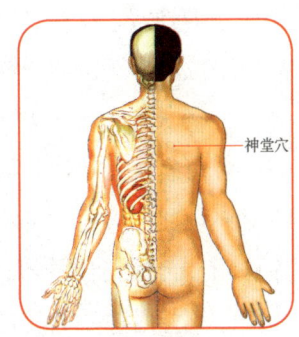

操作：1.患者仰卧，术者居其右侧，先以双手拇指按压双侧内关穴半分钟，然后用手掌自胸部向上，经肩前至上肢内侧做推法3~5次，再在心前区做轻柔的揉搓法3~5分钟。

2.患者俯卧，术者用手掌按揉后背部至双下肢数次，并重点按压心俞、神堂穴。

六、腹痛的紧急止痛手法

腹痛几乎是每个人都曾经历过的一种痛苦,很多人在发生腹痛时自觉或不自觉地做腹部按摩,这样或多或少能减轻腹痛。当然,腹痛的原因有很多,对其治疗也应根据病因采取有针对性的治疗措施。然而,腹部按摩对于消化不良、胃肠痉挛、腹部受凉、肠虫症、肠粘连等所致的腹痛,用按摩治疗,其效果甚为理想。

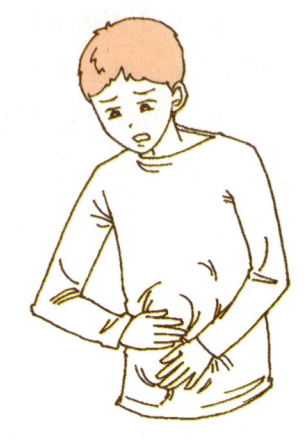

对某些急腹症所致的腹痛,按摩可能不宜用作主要的治疗措施,但可以用其缓解令人难受的腹痛,而且简便易行,见效迅速。一般说来,使用科学的腹部按摩不能明显缓解的病例,均有可能系比较严重的或需要手术的病症。

按摩疗法

真正能迅速止腹痛的按摩手法有如下几种。

1. 足三里掐穴法: 首先找到中国传统医学经络理论指定的"足三里"穴,然后让患者采用最能缓解其疼痛的体位,术者将拇指掐入足三里穴位中,其他四指可协同用力掐穴,使患者感到重度酸胀为好。可同时掐住双侧足三里穴,也可交替掐穴。每次可掐30~40分钟。

2. 腰大肌掐捏术: 对腹痛的病人,让其正坐或仰卧,或俯卧,先不必做任何准备,便可直接用双手的拇指与屈曲的示指及其他手指,用力钳夹住患者两侧腰部最大的一块肌肉群,并且用力牵拉住,然后突然滑脱,使腰肌像拨琴弦似的从双侧手中弹出。此法简便易行,如此捏掐5次,可治疗尿道结石、肠痉挛、胆结石引起的腹痛。掐捏时应用力使被掐腰肌产生强烈的酸胀感,滑脱时一定要突然,使肌肉群像拨琴弦一样迅速掉出。经3~5次掐捏无止痛作用时,则应寻求其他处理措施。

3. 抚腹法: 对腹痛的病人,让其仰卧或向右侧侧卧。术者温暖双手之后,以手掌先向心窝开始,直向脐下抚至耻骨联合,然后轻轻回抚至心窝,再稍重一些依上述顺序做十几次或数十次按摩。此后,在患者右下腹轻轻揉按半分钟,继而循右下腹、右上腹、左上腹、左下腹、下腹下部揉按的程序，反复按摩数次。在此期间，如果触及腹部包块，可轻轻对包块进行按摩。当按摩包块时，发现包块有变动或缩小，多系胃肠痉挛性包块，坚持按摩可使其消失。

按摩止痛的效果十分迅速而且无副作用；如系消化不良，按摩有相当的治疗价值，并非仅仅止痛而已。

4. 推腹法：对腹痛患者，除对腹部变动的包块可以边按边使用手掌慢慢推动之外，尚可以用双手掌贴住下腹壁，以中度力量轻轻地缓缓地向上腹推移，当手推移至脐上5厘米左右的高度（水平）即停止，不要用力推向双季肋下，以免损伤肝脾。如此反复推腹数十次，可使下坠的内脏回复原位，对内脏下垂所致的腹痛和腰部胀痛有一定的疗效。

上述治疗腹痛的方法，可以在按摩有效时继续进行下去，直至腹痛症状消失为止。如某种按摩手法效果不明显，可将上述手法结合施用。

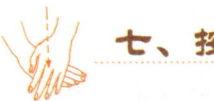

七、按摩止腹泻

腹泻主要是指大便次数增多，一日数次或十多次，便质溏软或呈稀水状，这些症状属现代医学的急慢性肠炎。中医则可分为虚证和实证的腹泻，实证者其泻下症状猛烈，气味臭秽，且发病较急，故为急性腹泻；虚证者则泻下症状迁延日久，患者体质虚衰，故为慢性腹泻。急性腹泻若治疗不当，则可转为慢性腹泻。

按摩疗法

取穴：神阙穴、气海穴、天枢穴、足三里、长强穴、腰阳关等穴位。

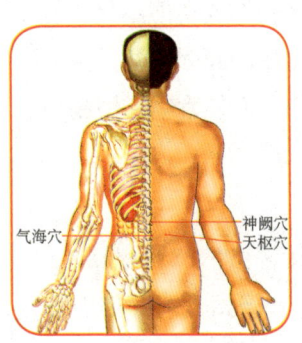
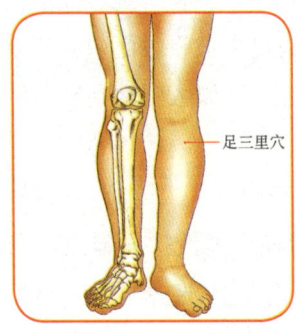
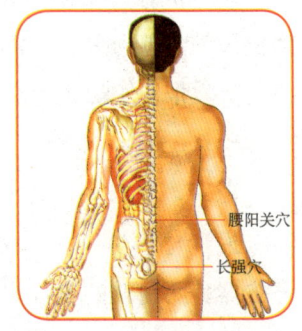

操作：1.仰卧，摩腹，即在患者腹部（以肚脐为中心）做逆时针的缓缓抚摩，用力由轻逐渐加重，时间约10分钟。完毕后再用一手示、中指在其下腹部的气海穴处做震颤法，时间越长越好。

2.仰卧，双手由两侧束握患者腰部，两拇指分别按压脐旁的天枢穴，其余四指置于腰后。然后双手相对用力挤压腹腰，同时拇指用力按揉天枢穴，时间约1~2分钟。再用拇指按揉双下肢的足三里穴约1分钟。

3.俯卧，在患者腰骶部，用双手掌根由长强穴开始交替推至腰阳关穴，反复推20次。再用食、中指点揉长强穴1分钟，以较强的胀痛感为宜。

4.俯卧，用捏脊法由下而上操作5遍。

5.俯卧，用一手掌根在其脊柱两侧膀胱经做揉推，即边按揉边向下移动，由上往下反复操作5遍。

6.俯卧，在其脾俞、大肠俞、次髎等穴各按揉1分钟。然后用一手掌横擦其脾俞节段的背部和骶部八髎穴，均以透热为度。

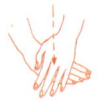

八、按摩治疗便秘

凡大便干燥、排便困难、秘结不通超过2天以上的症状称为便秘。便秘是日常生活中最常见的疾病之一，发达国家的患病率要比发展中国家高，而且女性患病率要高于男性。

生活紧张、节奏加快是造成越来越多的人患便秘的原因之一。据查，在美国，通便药是最畅销的药物之一。

便秘可分为弛缓性便秘和痉挛性便秘。弛缓性便秘是因为肠蠕动功能不佳，使食物长久滞留于肠中，水分在肠内过多被吸收而造成。痉挛性便秘的起因主要是因为精神过于紧张，使肠处于紧张状态，所以大肠常会有痉挛的现象，而使食物滞留肠中。

按摩疗法

取穴：四白穴、支沟穴、中府穴、大肠俞、八髎等穴位。

操作：1.坐位，用两拇指轻柔地按揉面部四白穴，保持轻微的酸胀感1分钟，再按揉其两前臂的支沟穴（外关穴上3厘米处）1分钟。然后术者站其后，用中指按揉中府穴1分钟，并用手掌横擦其胸上部。

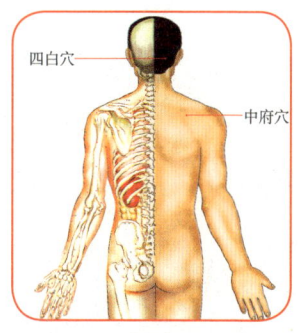
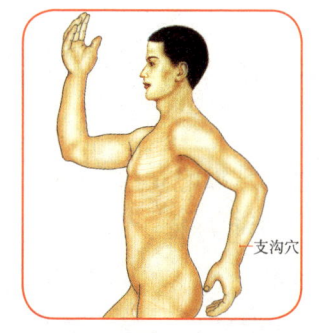
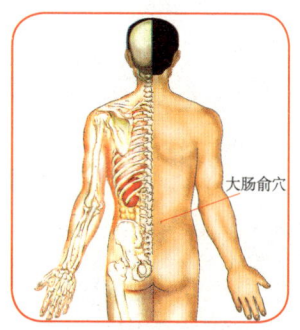

2.仰卧，摩腹，力量由轻渐重，顺时针方向操作5～10分钟。然后用一掌根从上腹向下腹缓慢地推3遍。

3.仰卧，用两侧小鱼际挤捧脐腹部的筋肉2分钟。再按揉天枢穴1分钟。

4.俯卧，双手拇指按揉其骶部两大肠俞1分钟，刺激可稍重。然后用拳面击法击打腰骶部1分钟，着重在八髎穴处。再用一侧小鱼际在骶部八髎穴做斜擦，以透热为度。

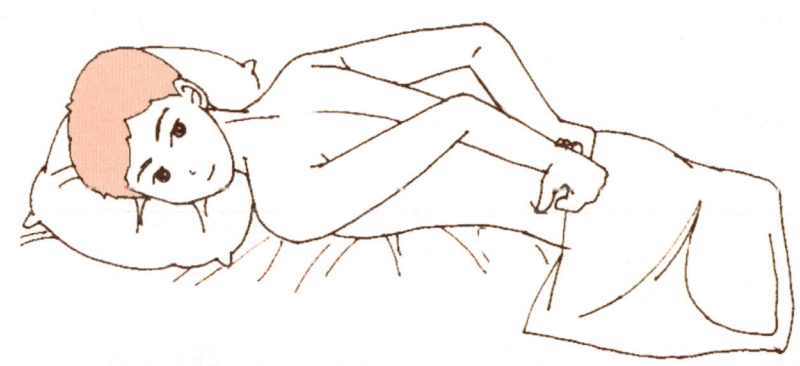

5.侧卧，在其腰部两侧分别采用腰椎斜扳法，以有"咔嗒"响声为宜。然后分别在前1/3脚底的内外两侧，用拇指重力按揉1分钟。完毕后再进行另一侧下肢。

应注意的问题

在按摩的同时，患者也应主动配合，做一些辅助治疗。

1.每日晨起时饮用少量盐开水或一杯凉开水。多吃含纤维素丰富的蔬菜、水果。

2.养成定时排便的习惯，每天不管有无便意都按时去厕所。另外，可常做下蹲、起立动作。

3.切忌长期服用泻药。

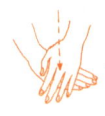 ## 九、按摩治疗胃痛

胃痛，俗称心口病，是一种常见的症状，中医又称"胃脘痛"，包括急性胃炎、慢性胃炎、溃疡病等，均可引起胃痛。

其主要表现为胃脘部疼痛

急性胃炎发病较急，上腹持续性疼痛，或胃内不适，恶心呕吐，时常伴有腹泻。

慢性胃炎起病较缓，常为隐痛、胀痛、食欲减退、食后饱胀。

溃疡病为上腹有节律性的疼痛。如胃溃疡多在进食后1~2小时发作，十二指肠溃疡多在饭前1~2小时发作疼痛，当进食后，疼痛可缓解，疼痛的性质可为隐痛、胀痛、灼痛，并可放射至背部第八~十二胸椎区，伴有嗳气、吞酸、饱感等症状。

胃溃疡的压痛点多在上腹部偏左，而十二指肠溃疡的压痛点多在上腹部偏右，这是两种溃疡的区别点。

按摩疗法

取穴：中脘穴、足三里等穴。

操作：1.仰卧，用两手拇指按压其胸骨剑突，然后沿着两侧肋缘推下来，反复20次，再从上腹部的正中线上向两旁推开，反复推20次，推时力量宜重滞，移动可缓慢。

2.仰卧，把整个手掌（一侧）平放于其上腹部正中，然后做轻柔的顺时针环旋

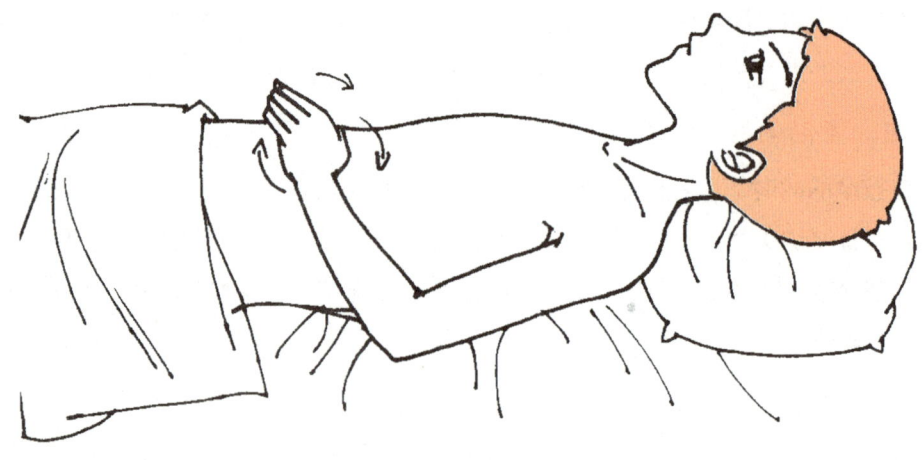

抚摩，10分钟左右。

3.仰卧，用拇指指腹按揉其中脘、足三里穴，力量由轻而重，按揉出酸胀感，每穴1分钟。

4.俯卧，用一掌根沿其脊柱两侧由上而下各按揉5遍，并在胃俞、脾俞的位置重点按揉1分钟。

5.俯卧，用捏脊法在其背腰部由下向上操作5遍，力度适宜，以患者略感舒适为宜。

6.若因暴饮暴食所致者，则用力拿肩井，其作用为催吐。

7.若因心情抑郁等引起的兼有胁痛者，可用力按揉其两足背的太冲穴1分钟。

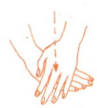

十、按摩疗法止呕吐

呕吐是一种症状，可由多种因素引起，为了准确地施治，我们将其简单地分类。读者在治疗前，则应首先判断一下患者的症状属于何种类型。

一类：因为饮食不干净或不节制而引起，食物在胃中不消化，因此吐出时有酸馊腐臭味。另外，还伴有不想吃东西，上腹胀满而痛等现象。

二类：因为感冒或睡觉时腹部受寒等引起。表现为突然恶心呕吐，伴有怕冷、腹部疼痛而不敢用手按压，但用热敷的方法可以缓解疼痛。

三类：这类呕吐病人一般平常胃肠功能就不好，食量小，多吃一点就腹胀，很容易呕吐，吐物清稀，而且面少血色，并多见大便稀薄，倦怠乏力等多种虚弱的表现。

对患者宜多加安慰，不可过分埋怨，因为心情不愉快可加重呕吐。另外，实施治疗时应有耐心方能见效。

按摩疗法

取穴：鸠尾穴、膻中穴、中脘穴、内关穴等。

操作：1.正坐，用拇指轻按在鸠尾上缓缓地按揉，时间较长，而且力量由轻渐重，直至穴位上稍有酸胀微痛感为止。

2.正坐，用一侧大鱼际，从胸前膻中穴起，沿着正中线向中脘穴方向推动，手法轻柔而缓慢，反复推20次。

3. 正坐，用拇指按揉其两手内关穴，力量由轻逐渐加重，至有酸胀感，并保持2分钟。须说明的是：属于一类的呕吐，因饮食不洁或进食过多所致，故不干净或过多的食物还是吐出来为好。因此在按揉内关时应加重力量，让患者感到胀痛剧烈，反射性地引起呕吐。还可以用力拿捏肩背上部，产生催吐作用。吐后患者一般都感觉轻松一些，这时给予其少许温开水喝下，然后让患者躺卧床上。

4. 仰卧，摩腹，即在其上腹部做轻柔的顺时针环旋抚摩，时间10分钟左右，以患者感觉舒服为佳。

5. 俯卧，用拇指按揉其背部的脾俞、胃俞穴以轻微酸胀为度，每穴1分钟。然后用指拨法推拨其背腰部的脊柱两侧肌肉，每侧由上而下反复5遍。

6. 对于恶心欲呕的患者，尤其是属于二类情况者，可首先用一只手拳面击打其上背部，击打时力量宜重而快速，且有节奏地击打5～10次，这样可以缓解症状。

7. 用拇指按揉其两侧足三里穴，每穴均保持酸胀半分钟。若患者情志不舒畅，可如前法按揉其两侧太冲穴。

十一、按摩疗法排胆石症

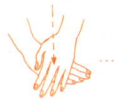

胆石症是指胆道系统（包括胆囊与胆管）的任何部位发生结石的疾病。胆石症的症状主要有：胆绞痛、有或无黄疸、嗳气、吞酸、腹胀、厌油食等。其中胆绞痛是最令人痛苦的。其发生大都在饱餐或进高脂肪餐后数小时内，或在腹部受到震动后发作。发作时，中上腹或右上腹开始呈持续钝痛，之后持续加重至发生难以忍受的剧痛。病人常坐卧不安，弯腰，打滚、哭喊，用拳头紧压腹部，疼痛常放射至右肩胛处或右肩部，痛时常伴

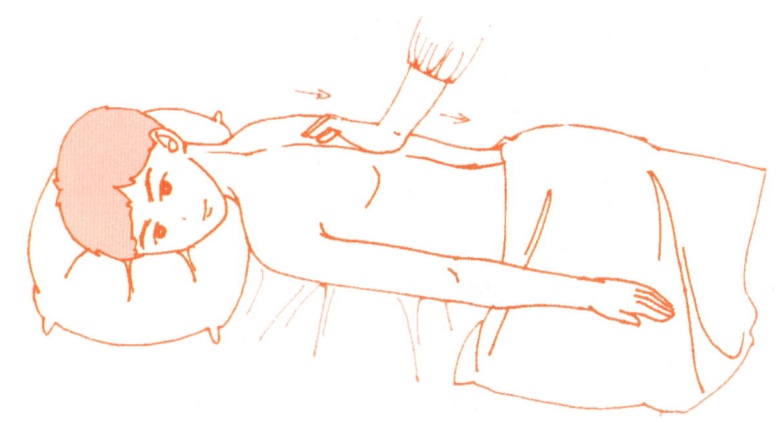

大汗淋漓、面色苍白、恶心呕吐等。

急性发作较严重者，须尽快送医院。一般按摩治疗，对慢性阶段病症有一定作用，对有些急性发作的疼痛，也有很好的缓解效果。

按摩疗法

取穴：肝俞穴、脾俞穴、胆囊穴、太冲穴、阳陵泉、足三里穴。

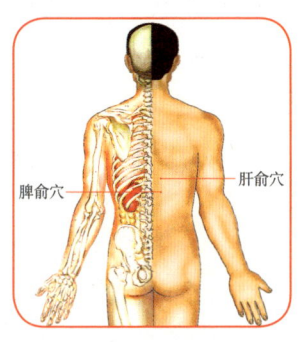
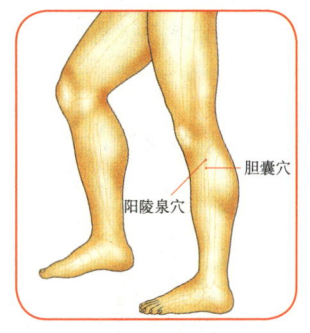
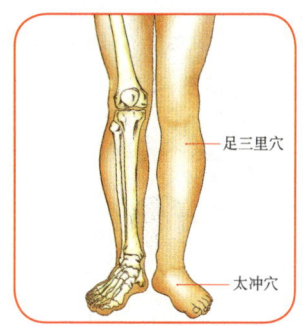

操作：1.坐位，先在患者背部肝俞至脾俞的脊椎两旁，用拇指按压找到压痛敏感点，然后屈指重力点按并揉动1～2分钟。

再分别在双下肢的胆囊穴（阳陵泉下3～7厘米间的敏感点）和足背太冲穴，用拇指重力按揉各2～3分钟。以上3个部位的刺激交替进行而且要强烈，直到病人疼痛减轻缓解为止。

对于缓解期或慢性阶段的治疗，一般是在上述治疗方法的基础上进行。

2.坐位，用拇指按住肩后及肩胛骨，其余四指按进腋窝之中，反复拿揉肩后背部的肌肉，以右侧为重点，着力由轻渐重操作1～2分钟。再将两手从其双侧腋下插入，在两胁肋部顺肋间隙做来回摩擦，以透热为度。

3.俯卧，用一掌根在其背部脊柱两侧膀胱经由上而下边揉边移动，尤其在右侧肩胛骨下方着重按揉，每侧膀胱经操作3～5遍。对于背部肌肉丰厚的病人，则可用肘推法操作。

4.仰卧，摩腹，重点在右上腹，手法宜轻柔，时间5～10分钟。然后用手掌根部做分推腹阴阳法10次，力量由轻渐重而适度。完毕再用拇指按揉双下肢的阳陵泉、足三里穴各1分钟，均以酸胀为度。

十二、按摩治疗肾绞痛

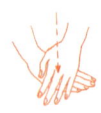

肾绞痛是泌尿系结石（如肾结石、尿道结石等）所引起的一种以疼痛为主的症状。其特点是：突然发作一侧腰腹剧烈疼痛，常常使病人倒床滚动，疼痛可向患侧背部、腹部，同侧大腿及外阴部放射，一般兼有小便涩痛，量少，色黄带血，或排尿中断，尿中排出砂石等症。疼痛发作时常伴有恶心呕吐。

按摩疗法

取穴：肾俞、膀胱俞、三阴交、阴陵泉等穴。

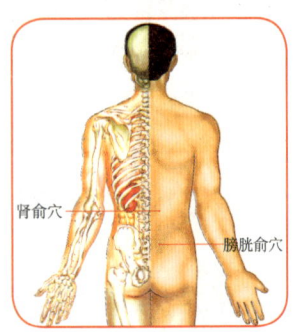
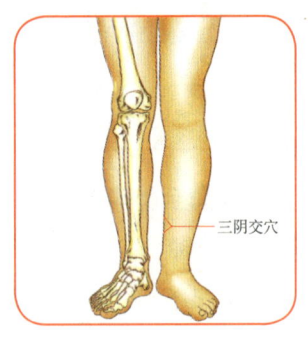
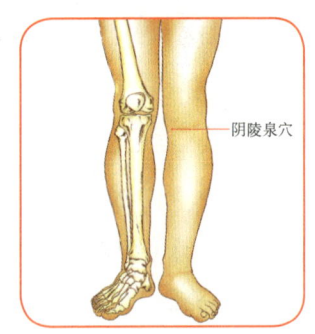

操作：1.疼痛发作时，术者用屈指点法用力点按患侧腰部的肾俞和膀胱俞，每穴半分钟，并使强烈的胀痛感保持始终。然后用拇指按揉患侧腰背部的明显压痛点，力量先轻后重，直至压痛消失或大大减轻。若伴有恶心呕吐，可按揉其双手内关穴，力量适度。

2.俯卧，将两手掌重叠后有节律地按压其骶部15～20次。按压时用力要重，按压后则立即回复原位，如按弹簧一般。然后用一手掌在其腰骶部做横向摩擦，直至局部微红发热为止。

3.俯卧，用腰椎后伸扳法操作1次。随即仍用一手紧压腰骶部，另一手则托起一侧下肢，并做顺时针、逆时针的环旋摇动各6次。完毕再进行另侧。

4.仰卧，用指揉推少腹，即一拇指从其一侧髂骨前面的骨突出部开始，顺着小腹的边缘，边揉边向下移动，缓慢地移至阴部后又从头开始，如此反复揉推5～10遍。再如法操作另侧。

5.用拇指按揉其双腿的三阴交、阴陵泉穴，力量由轻而重，按揉出较强的酸胀感，并使之保持半分钟（每穴）。

十三、按摩治疗肛门脱出症

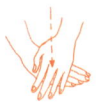

本病为排便时肛门脱出的一种病症,轻则便后自行收回,重则每当大便时,肛门脱出后不能自行缩回,而必须用手按回,一般脱出部分有黏液分泌。本病还可伴有头昏、心慌、倦怠等全身症状。中医认为本病的主要原因是气虚下陷,多见于产妇分娩时过分用力,或长期大便干燥,泻痢日久不愈以及老年人病后等。有的人身体虚弱,在站立工作过久或讲话太多,劳累后都可能引起脱肛。

按摩疗法

取穴:中脘、天枢、气海、阳陵泉、足三里、腰眼、大肠俞、次髎、长强、百会、肺俞、中府穴。

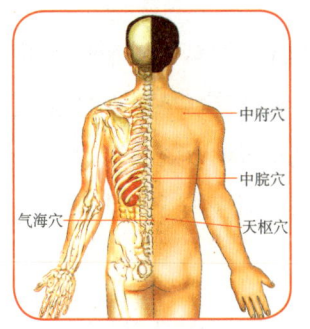
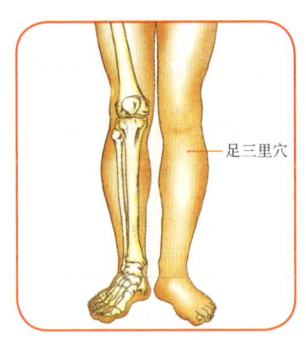
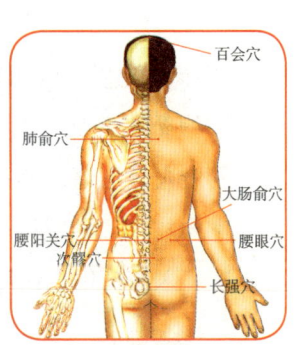

操作:1.仰卧,摩腹,即以肚脐为中心,逆时针环旋缓慢摩动5~10分钟。然后用拇指按揉中脘、天枢、气海穴各1分钟。再用一侧小鱼际从下腹向上边震颤边推动,缓慢地推移至肚为止,反复5遍。

2.侧卧,双手拇指按压在其一侧髋骨处的腹部边缘,其余指头按在臀部及腰部,然后拇指向外拨揉腹侧肌肉,力量逐渐加重,尽量柔和地操作1分钟后再换另一侧如法治疗。

3.仰卧,用手在其肚脐两侧做拿揉,柔和而缓慢地用力提拿起来,持续片刻再突然放手,反复操作10次。完毕后用拇指按揉其两下肢的阳陵泉、足三里穴,较重地刺激各1分钟。

4.俯卧,在其腰部用力做分推20次。再用两拇指分别按揉腰眼、大肠俞各1分钟,以较强的酸胀感为宜。

5.俯卧，用拇指重力点按次髎穴1分钟，示、中指按揉长强穴1分钟。再用一侧手掌在骶部做横向摩擦，以热感深透入内为佳。

6.坐位，用拇指按揉其头顶百会穴2分钟，再按揉肺俞半分钟。然后术者立其后面正中，两手食、中指分别按揉胸部两侧的中府穴1分钟，最后以手掌横擦胸上部结束，仍以透热为度。

另外，还有一个简易的辅助治疗办法，可以自我治疗。找一拳头大小的鹅卵石，置于火上烤热，用布包好放于软垫上，患者将肛门对准石头坐于其上，每日可做2～3次。

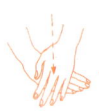

十四、按摩治疗泌尿系统感染

泌尿系统感染以尿频、尿急、尿痛、排尿困难为主要特征，可伴有发热、腰痛、小腹坠胀等症。其由于病菌感染肾、输尿管、膀胱、尿道等所致，为肾盂肾炎、膀胱炎、尿道炎等病的总称。一般多见于女性，尤以初婚女性为多。手法治疗对于本病症较轻者或病初起时均有明显效果，但若病情严重以及反复发作者则最好去医院，采用抗生素治疗。

 按摩疗法

取穴：三阴交、阴陵泉、中极穴、肾俞穴。

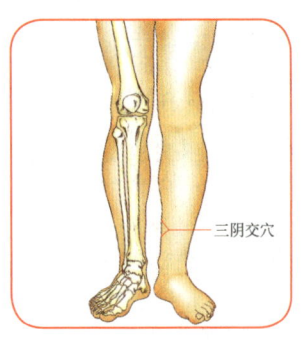
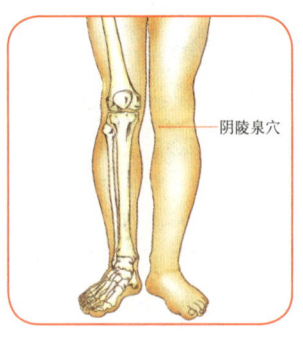
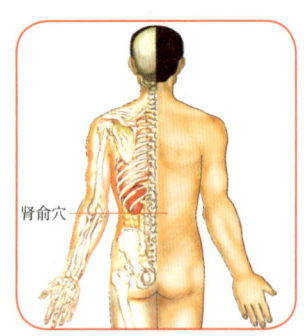

操作：1.仰卧，用拇指用力按揉双下肢的三阴交、阴陵泉穴，以强烈的酸胀感为宜，每穴1分钟。

2.仰卧，用一掌根贴在其小腹部的中极穴处，做频率较快的揉动，约2分钟。

3.俯卧，用两手拇指同时用力按揉脊柱两侧的肾俞穴，保持轻微的酸胀感2分钟。

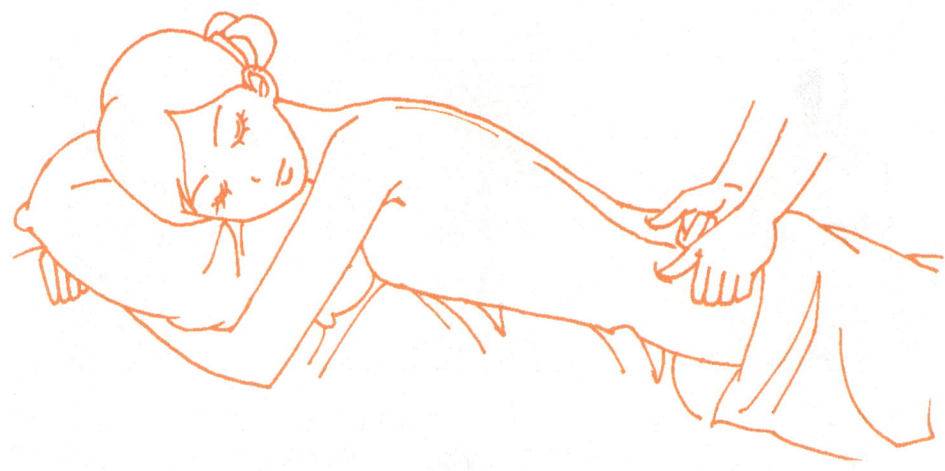

4.俯卧，用捏脊法从腰至颈肩部反复操作3遍。

5.俯卧，将两手掌相叠按在其骶部，然后用力做揉动，最好揉遍整个骶骨表面，时间约2分钟。再用一侧小鱼际在骶部八髎穴做斜向的摩擦，以有热感深透为佳。

6.俯卧，术者两手轻握拳，并用拳面交替叩打整个腰骶部，即肾俞至尾骨之间的范围，时间约1分钟。

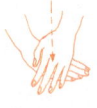 十五、按摩可促进截瘫病人的康复

截瘫是由于各种原因造成脊髓组织的受损，引起下半截身体瘫痪，最常见的病因是外伤引起。本病的症状很多，主要表现有：瘫痪的下半截身体没有感觉（即痛觉、触觉、温度觉等），不能活动。临床上还把截瘫分为痉挛性和弛缓性，前者表现为肌肉无明显萎缩，肌肉张力较强；后者则见肌肉明显萎缩，肌肉张力较低或消失。另外还将截瘫根据其损伤程度，分为完全性和不完全性截瘫（即有一点感觉和活动）。鉴于截瘫的临床分类，按摩手法也有一定要求，对弛缓性截瘫手法宜重，时间宜短；对痉挛性截瘫手法宜轻柔，时间长一些。一般对不完全性截瘫，按摩治疗效果较好。在治疗中，手法操作要从近端开始，再依次至远端，且只能在截瘫病情稳定后，才给予按摩。

按摩疗法

取穴：背俞、肾俞、环跳、承扶、委中、承山、血海、梁丘、阴陵泉、阳陵泉、足三里穴。

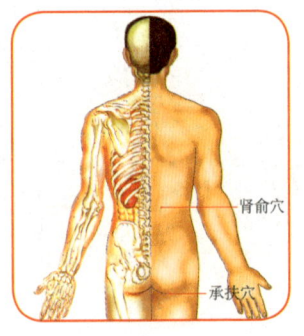
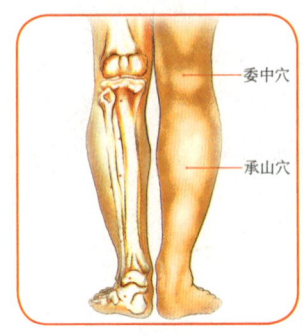
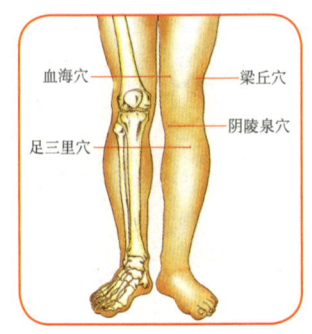

操作：1.俯卧，在背腰部脊柱两侧，由上向下先用掌根揉推各2遍，力量稍重，再用拇指一边按揉背俞穴，一边揉推各2遍。然后用双手掌在损伤以下背腰部节段，稍用力的做分推法，反复3遍。

2.俯卧，以拇指按揉脊柱两旁的压痛点、肾俞穴各1分钟，其后弹拨指下筋肉数下。再肘压环跳穴1分钟，点按承扶、委中、承山各半分钟。然后在整个下肢后侧用双手拿揉，由大腿至跟腱反复5～7遍。

3.仰卧，将病人双下肢屈膝，以双手扶压住屈曲的双下肢膝部，然后分别向两侧做环旋形缓慢摇动，幅度逐渐加大，以病人能忍受为度。再将下肢稍用力压向腹部。

4.仰卧，在下肢前部由上向下用双手做拿揉法，重点是拿揉血海和梁丘、阴陵泉与阳陵泉，反复5～7遍。其后双手搓揉膝部，沿小腿前外侧用拇指揉推，由膝至踝关节，经足三里穴时稍重力按揉，反复3～5遍。

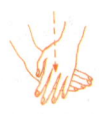十六、按摩治疗类风湿

类风湿是一种原因不明的，以关节炎症状改变为主的慢性全身性疾病，起病缓慢，但病程很长，成阶梯状的进行性加重，开始发病的年龄在20～40岁，以女性多见。先为1～2个小关节肿大，主要在手指近侧指间关节，逐渐发展为对称性关节肿大，成棱形状态，受累关节越来越多，关节疼痛，活动受限，发展到最后多遗留僵硬或畸形。病人还可伴有轻度贫血，情绪低落，不规则发热，脉搏加快等现象。

目前在临床上,对于类风湿还没有什么特效的办法,主要还是针对症状进行治疗,而按摩对于缓解症状,恢复关节的功能,具有极大的帮助。

对本病的治疗应是全身性的,重点在局部。局部以外的手法宜重,但不可粗暴。而治疗的病人以早期治疗效果为佳,晚期出现关节僵硬畸形者,疗效较差。

按摩疗法

取穴:夹脊、风池、缺盆、极泉、曲池、内关、合谷、环跳、承扶、委中、阳陵泉、阴陵泉、解溪、太冲穴。

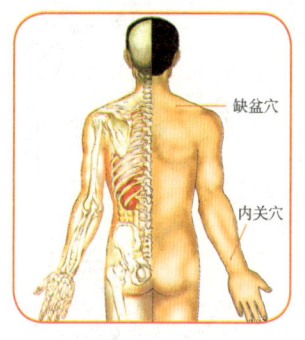
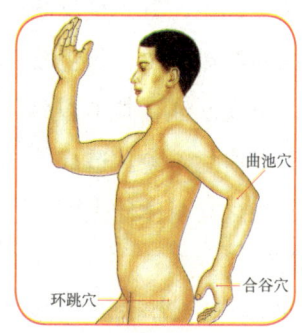
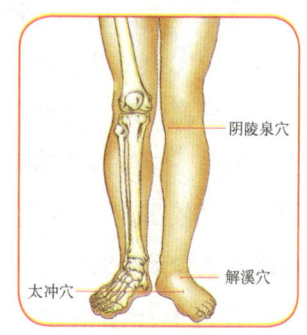

操作:1.俯卧,在病人整个背腰部的夹脊穴,用拇指由上向下,边按揉边拨动筋肉,反复稍用力的操作3遍。再用肘部在脊柱两侧,由上向下用力推动1~3遍(抹些油以润滑),以病人能忍受为度,然后用手掌沿督脉、膀胱经反复上下擦动,使病人体内感到有很强的热刺激。

2.坐位,拿风池、颈项约3分钟,力量稍重,再分别拿揉两肩片刻,再拿上肢反复7~9遍。然后分别以中指点按缺盆、极泉穴,拇指按揉曲池、内关、合谷穴各半分钟。

3.坐位,将病人腕关节拔伸1~2分钟后,进行左右摇动,用拇指在前臂中间反复揉推3~5遍,再以双手拇指在手背和手掌用力推揉各10次,然后反复捻搓各手指,病变手指重点治疗,约10分钟,将病人手指末节夹住,稍用力拔伸并摇动。

4.坐位,嘱病人上肢放松,自然悬垂在身旁,术者由肩向下反复搓揉3~5遍,再进行上肢牵抖法操作,约抖动1分钟。

5.俯卧,用肘部压病人环跳穴,稍用力约1分钟,再用拇指按揉承扶、委中穴各1分钟,拿大腿后侧并移向小腿,再变换成拿跟腱操作,稍用力反复5~7遍。

6.仰卧,拿下肢前侧稍用力操作5遍后,以双手掌搓揉膝关节1分钟,点揉下肢阳陵泉、阴陵泉、解溪、太冲穴各半分钟,将下肢抬起反复做屈伸运动,然后拔伸踝关节一定程度,进行左右摇动,扳动操作,推抹脚背部10次,再反复捻动脚趾5分钟。下肢部的治疗,可参照膝关节、踝关节病的治疗方法。

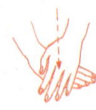 ## 十七、按摩治疗冻疮

冻疮常发生在手、脚和耳朵等部位,首先是皮肤上有一块大小不等、稍高出皮面的红斑肿块,颜色暗红,发痒或作痛,逐渐变青紫,出现水泡,其破裂后渗出液体,干燥后即结痂,严重者溃烂不愈。造成的原因是气候寒冷、受风、受潮,加之自身体质虚弱,局部静止少动等而引起的血脉淤阻。

冻疮的按摩治疗主要以早期治疗为佳,若晚期出现水泡或溃烂,则局部禁止按摩。特别是有的人,一进入冬天就会生冻疮,建议您在未生冻疮以前每天坚持本篇所述的方法进行按摩,将会起到很好的预防效果。

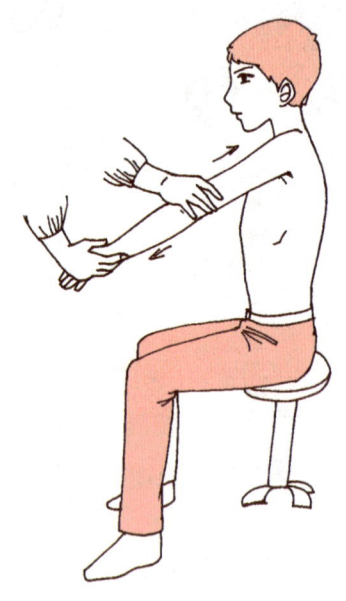

按摩疗法

操作:1.坐位,用手掌在其背部脊柱由上往下做来回摩擦,以透热为度。再在其胸上部做横向摩擦,仍以透热为度。然后用拿肩井法操作3分钟。

2.坐位,两手掌相对挤按住其肩部,做搓揉半分钟,然后从肩至腕用搓法操作2遍,再用较重力的理法在同样部位操作5~7遍。完毕后用同法在另一上肢操作。

3.在患者的手背和手掌,分别用两拇指交错地做来回推抹,每面1分钟,两手共4面。然后将其手腕边拔伸边做环旋摇动1分钟。

4.将患者的各手指用捻法操作2~3遍,着重在有冻疮的手指,从上下左右各方向反复捻搓,以发热为宜。再对其患指进行拔伸摇动约半分钟。

5.用拇、示指夹捏患者的耳朵,在外耳轮由上向下做轻柔的捻搓5~8遍,再捏住耳垂向外下方稍用力拉扯5~10下。

6. 仰卧屈膝，用拇指在其小腿前外侧由上向下边揉边移动，反复3遍。然后用手掌摩擦其脚背，以发热为度。

7. 仰卧，先摇动踝关节半分钟。再用拇、示指捻搓脚趾，重点在有冻疮的脚趾，约5分钟。最后在冻疮红肿处涂抹油脂，用手掌或手指进行摩擦，以透热为度。

应注意的问题

1. 平时注意对易出现冻疮的部位进行保暖，常涂抹一些油脂。若外出回来后，有冻疮的部位冰凉甚至冷痛，此时绝不要用热水浸泡或直接烤火，也不能在冻疮局部擦搓，应让其自然回温一定时间后，再进行上述方法。

2. 常患冻疮的人，一般都说明其缺乏锻炼，或衣服穿得不够暖和以及衣、袜、鞋穿得太紧等等，所以应注意这方面的因素。

3. 易患冻疮的人，可长期坚持洗冷水（从夏天开始锻炼），或用生姜擦易生冻疮的部位。

十八、按摩治疗肩周炎

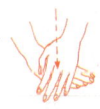

肩周炎又称"漏肩风""五十肩"，系因身体虚弱、劳累过度，或睡时露肩而感受风寒，久居潮湿之地以及肩部外伤后复感风寒等原因所致。发病年龄多在50岁左右。

其症状主要有：肩关节（多为一侧）酸楚疼痛，由阵发性发展到持续性疼痛，并逐渐加剧，昼轻夜重，常因疼痛影响睡眠，疼痛还可向颈部和肘部走窜，到后期则出现肩关节活动受限，不能完成穿衣、梳头、背手等动作，病程长者可引起肩部肌肉萎缩。

按摩疗法

取穴： 云门、抬肩穴、肩髃、肩贞、天宗、曲池、条口以及肩部的阿是穴。

操作：1. 用双手掌相对揉肩关节的前后侧和用前臂揉肩关节的外上方数次。

2. 用双拇指在肩部周围的痛点处做拨揉法数次。局部可出现酸胀感。

3. 根据肩关节功能受限的方向及程度，可适当选用局部的摇动、内收、外展、内旋、外旋等运动法。

十九、按摩治疗肩关节扭挫伤

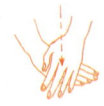

肩关节扭挫伤多因肩关节活动过分剧烈，或受强力牵拉以及肩部直接遭受暴力撞击所致。表现为：肩关节局部疼痛，可有轻度肿胀，疼痛，以肩外侧和肩前部较为明显。损伤初期肩关节活动一般无明显受限，时间长了则可出现肩部活动障碍，甚至肌肉萎缩。本病到后期常常容易导致肩周炎。

肩部遭遇外伤后最好先去医院确诊，以排除骨折或脱位的可能，方可自行施治。受伤初期以消瘀止痛为主，手法宜轻柔；后期则在活血化瘀基础上以活动关节为主。

按摩疗法

取穴： 肩前、肩髃穴。

操作： 1. 坐位，患肩自然下垂，术者用一掌根在其肩前部和外侧做轻柔的揉法5分钟，在其疼痛能够忍受的前提下，力量可逐渐做轻度的加重。然后再用大鱼际在同样的部位做擦法1分钟，以局部发红有热感为宜。揉擦时在其局部应涂以红花油、按摩乳等，以免擦伤皮肤，同时也可增强化瘀止痛效果。

2. 进行上述治疗后，患侧上肢最好固定在外展位置制动休息。每天可治疗1~2次。若疼痛肿胀已基本消除，则提示病情已进入后期。

3. 坐位，术者一手托起其患侧肘部，使患肢呈外展位，另一手拇指则在肩前部的肩前穴、肩峰外侧的肩髃穴以及肩部前侧和外侧的压痛点分别做按揉，力量先轻后重，力求柔和深沉，每穴2~3分钟。

4. 坐位，一手握其患肢手腕，使其略呈外展位，另一手则在患肩做深沉柔和的拿法，时间约2分钟。

5. 坐位，使患肩做各个方向的被动运动，见"肩周炎"治法2、3、4。

6. 坐位，用搓法轻快地由上而下操作2遍。

应注意的问题

1. 注意患肩的保暖，以免受寒加重疼痛、粘连。
2. 做肩关节的被动运动一定要在疼痛、肿胀均明显缓解以后，切勿操之过急。
3. 手法治疗过程中，均可配合肩部的局部热敷，以助于活血化瘀。
4. 病情后期，患者应自行配合肩关节的功能锻炼。

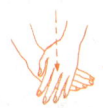

二十、按摩治疗肘关节扭挫伤

肘关节扭挫伤是由于肘关节过度扭转牵拉或跌扑时肘部着地，以及外来直接暴力打击肘部而导致的肘关节周围肌肉、筋腱等软组织损伤。表现为：肘关节周围疼痛、肿胀、屈伸活动受限，且受伤局部有明显压痛。本病若未及时治愈，可形成肘部的慢性痛症和活动障碍。

受伤后一周内为急性期，手法以消肿散瘀为主，1周后为慢性期，手法以消除疼痛、活动肘关节为主。

按摩疗法

取穴：曲池穴。

操作：1. 坐位，用一手握住其患肢手腕，使患肢呈上抬位，另一手则用拇指轻柔地按揉肘部内外侧，以肿胀处为重点，时间约5分钟。

2. 坐位，患肢自然下垂，术者两手相对按住其肘部，然后做轻柔缓慢的搓动，以局部发热为宜。

当肿胀基本消除后即可施行下述治疗，一般在受伤一周后进行。

3. 坐位，用一手握住其患肢腕部，另一手掌心托住肘部，并使肘关节略呈屈曲。然

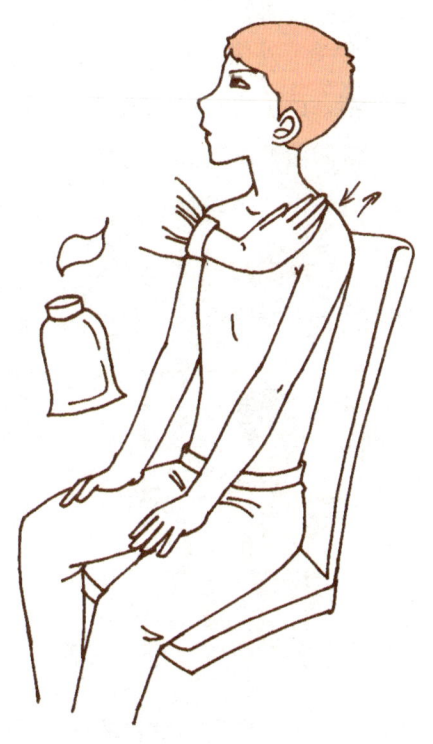

后托肘一手的拇指用指拨法弹拨肘部的肌腱，以压痛点附近为重点。拨时力度可稍重，时间约2分钟。

4.坐位，一手握其患肢手腕，另一手握住肘上部，然后两手向相反方向用力做牵引拔伸。在患者能耐受的前提下，尽量将其肘关节伸直，用力持续牵拉1分钟。

5.坐位，一手托住其肘后，并用拇指端用力按住曲池穴，另一手握住其手腕，然后顺时针、逆时针各摇动15次（在屈肘位摇动）。再使肘被动地做屈伸动作20次。

6.坐位，一手握其患肢手腕，另一手用理法从肩至腕反复操作3遍，力量宜重。

应注意的问题

1.若受伤后肘部疼痛、肿胀剧烈，应先赴医院诊治，以排除骨折、脱位等情况。切不可盲目施治。

2.受伤后，患肢应暂时制动。在急性期的治疗过程中也要尽量避免用力活动。

二十一、按摩治疗网球肘

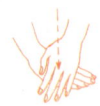

肘关节外侧疼痛，尤其在前臂向内旋转时做伸直、提、拉、端、推等动作时疼痛加剧，严重者难以完成端水杯及扫地等动作。有的患者可有局部肿胀。本病多见于经常做前臂旋转和用力伸腕的成人，常与职业有关，如网球运动员、木工、电工等，故称为"网球肘"。

按摩疗法

取穴：阿是穴、手三里、曲池、阳溪穴。

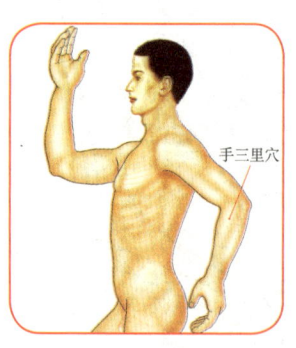
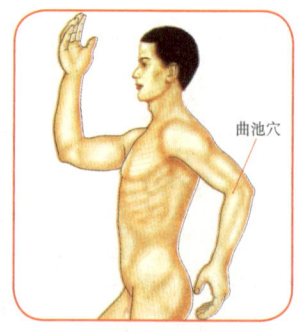
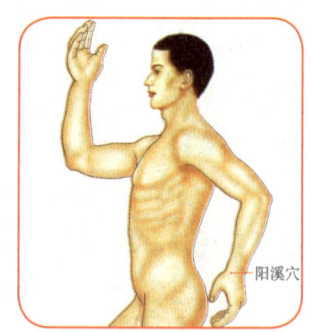

操作：网球肘治疗目的在于活血通络，故手法是刚柔相济。

1.正坐,用一拇指轻柔地按揉肘外侧的明显压痛点和手三里穴,每穴1分钟。然后用该拇指弹拨压痛点附近的肌腱,力度稍重,以患者有较强酸胀痛感但又能忍受为度,弹拨约半分钟。

2.见"肘关节扭挫伤"按摩疗法。

3.正坐,用一手握其患肢手腕,另一手托住肘后,并用拇指端按住肘外侧曲池穴,然后握手腕的手逐渐使其肘关节屈曲至最大限度,再使其尽量伸直,如此反复15次。

4.用一拇指端用力点按患肢手腕处的阳溪穴,使患者有手指麻木感和肘部疼痛减轻的感觉,并持续半分钟。

5.正坐,患肢自然下垂,术者两手掌相对合抱其肘部,然后做轻快的搓法以局部发热为宜。

二十二、按摩治疗腕关节扭挫伤

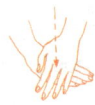

腕关节扭挫伤可由急性损伤或慢性劳损引起。急性损伤多因跌扑时手掌猛力撑地,或持物时腕关节突然扭转以及暴力直接打击所致,症状可见腕部肿胀疼痛,活动受限,动则疼痛加剧,局部有明显压痛等;慢性劳损则因腕部长期劳累过度或急性损伤迁延日久所致,症状可见腕部疼痛较轻,无明显肿胀,常有乏力和不灵活感,做大幅度活动时,伤处也可有疼痛。

腕关节扭挫伤分为急性损伤和慢性劳损,但治疗时手法基本相同,只是力度上有所区别,前者宜轻柔和缓,后者则宜重。

按摩疗法

取穴:合谷、阳溪、神门、曲池、内关、外关穴。

操作:1.用拇指用力按揉患肢的合谷、阳溪、神门、曲池、内关、外关等穴,使其有较强的酸胀感,每穴持续半分钟。

2.用拇指或掌根在受伤处的压痛点及其周围做轻柔的揉法5分钟,以疼痛明显缓解为佳。

3.正坐,患者用健手握住患肢的前臂,术者双手握其患肢手掌,然后向相反方向用力,牵拉拔伸腕关节。拔伸的同时转动患者腕部,并使其做背伸、掌屈、左偏、右偏等动作，各个方向均活动10次左右。

4. 在患腕用轻快的搓法操作，以局部发热为宜。

■ 应注意的问题

1. 受伤后若腕部疼痛、肿胀严重，应先赴医院诊治，以排除骨折或脱位的可能。

2. 急性损伤初期的手法治疗时，一定注意切忌采用突然猛力，以免再度损伤。

3. 治疗期间，患腕禁做剧烈运动。平时最好戴上弹性护腕。

4. 患腕应避免寒冷刺激。

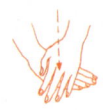

二十三、按摩治疗指间关节扭挫伤

指间关节扭挫伤多因跌扑时手指撑地，或指端受到强力牵拉，以及猛烈碰触外物等暴力冲击而造成的指间关节软组织损伤。表现为关节周围肿胀，疼痛剧烈，受伤关节的两侧压痛明显，关节活动受限，且肿胀不易消退。有的患者还可出现手指向一侧偏斜的畸形，这种情况多半有韧带的断裂或骨折。

按摩前首先应排除骨折或韧带断裂的可能，方可进行手法治疗，且受伤初期手法力度宜轻柔。

按摩疗法

操作：1. 患者伸出伤手，掌心向下，术者一只手托其手腕，另一只手拇、示指捏住受伤指关节的内外侧，然后做轻柔的揉捻，待疼痛减轻后，再稍微加重力量揉捻2分钟。

2. 术者一只手握住其伤手手腕，另一只手的拇、示指夹住伤指指端，然后两手向相反方向用力，牵拉拔伸受伤关节约持续牵拉1分钟。

3. 术者一只手拇、食指捏住受伤关节的近掌端，另一手的拇、示指上下捏住伤指指端，然后做轻微的左右摇动和顺时针、逆时针的旋转活动各15～20次。完毕后两手再反向用力，拔伸牵拉受伤关节，并在持续牵拉的同时使该关节被动地做屈指、伸指活动各15次。

4. 再用稍重的捻法在受伤关节的周围操作2分钟，以局部略有热感为宜。

二十四、按摩治疗弹响指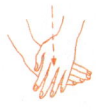

弹响指又称"扳机指",学名为指部腱鞘炎。其多见于手工操作者和常做家务的女性,表现为手指酸胀痛,弯曲或伸直手指时,会突然受阻,卡住在某一角度,需再用力才能冲过阻碍,并出现"咯噔"的弹响声,如同射击中扳动枪机的动作形式,故因此而得名,局部用手触压有疼痛,还可摸到大豆样的结节肿块。本病可发生于任何手指。

按摩疗法

操作:1.先在患侧的前臂做2~4遍拿法。然后将腕部拔伸片刻,并做左、右环旋摇动各10次。再用两拇指在其手背和手掌交错地做来回推抹,力量适度,移动稍快,反复推抹各1分钟。

2.在患指的上下、左右反复做捻法5~10分钟,再在患病关节的压痛点和结节肿块处,用拇指逐渐用力按揉3~5分钟,以压痛明显减轻为佳。

3.一手捏住患指的掌指关节近掌端,另一手夹住手指端,逐渐用力对手指进行持续的拔伸,拔至最大限度后维持力量,并用一手拇指顺结节肿块反复推挤1分钟。然后在持续拔伸的状态下屈曲、旋转摇动其手指约1分钟。再用一手拇、食指夹捏住手指端,做轻微的、小幅度的抖动半分钟结束。

应注意的问题

1.一般认为本病与长期受寒冷刺激有一定关系,故要注意保暖,少用冷水洗衣服等,每晚睡前用热水浸泡手部10分钟。

2.平时经常做手指的主动屈伸活动,做手工操作时,一个动作姿势不要保持太长时间,就可避免手指过度劳累。

二十五、按摩治疗岔气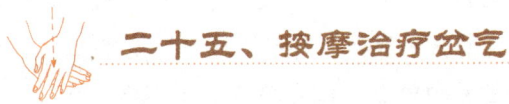

由于在一种不正常的姿势下扭转胸部、躯干,伤及胸廓的关节及软组织而引起的胸部、背部的疼痛,叫岔气,又称"胸壁屏伤"。其症状是:胸部及背部的一侧疼痛，转侧困难，不敢咳嗽或深呼吸，病人有沿肋间方向由背部向胸部串痛，局部肌肉紧张并有压痛。

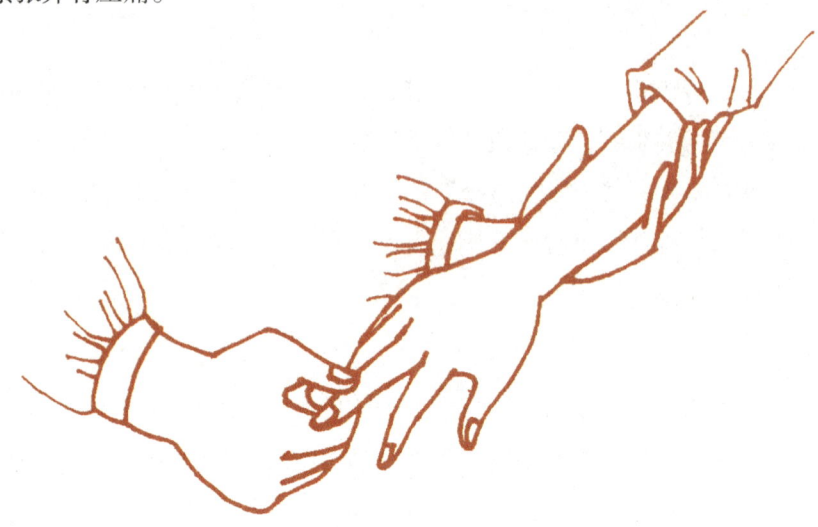

按摩疗法

取穴：臂中、内关、支沟、肩井及背部痛点，点穴时可同时配合深呼吸。

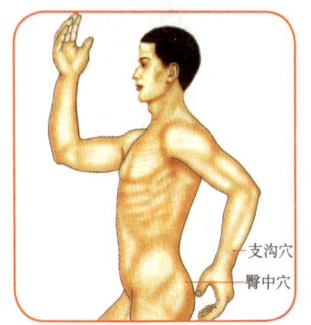
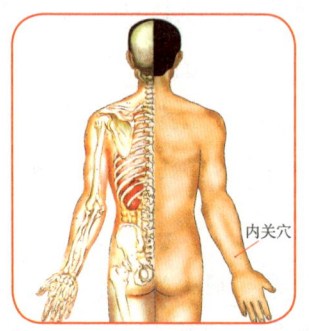
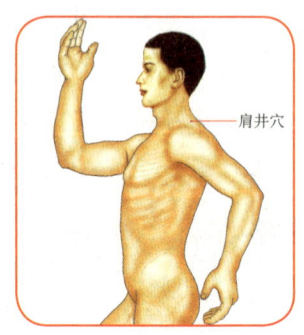

操作：病人端坐于方凳上，术者位于其旁。

1. 用手掌推摩伤处数次。

2. 表现为胸胁部作痛者，用牵臂扩胸法，病人坐位，医生站于患侧。术者一手握住肘部，另一手五指分开与病人手交叉，握住手背部，两手密切配合，同时用力，向上方牵拉上肢，使胸胁部肌肉有牵拉感。反复操作2~3次。

3. 表现为背及前胸部疼痛者，用呼吸顶扳法：病人坐位，术者站于其后足蹬的方凳后缘。术者用膝关节屈曲顶在后背相应部位上，两手扳肩，让病人吸足气，当呼气的同时膝关节用柔和均匀、有节律的力量向前顶推。两手并用力向后扳肩，如此反复做3～5次，可使疼痛明显减轻。

上述手法有调和气血、舒筋活络、止痛的作用。

■ 应注意的问题

1. 受伤及治疗后的短时间内，患侧上肢均不宜做大幅度运动。1周内应尽量减少活动，注意休息。

2. 治疗中用掌根叩其背部时，力量要稍重但不能用蛮力。动作应在患者不注意时完成。

二十六、按摩治疗腰背酸痛

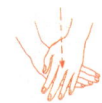

腰背酸痛多因长期从事低头弯腰、固定体位的工作使背部肌肉处于牵拉状态，造成某一侧的肌肉过度疲劳而不能自行缓解的一种积累性损伤。尤其是长期用右手绘图、写字，右肩背部的肌肉用力过多，造成背部两侧肌肉受力不平衡而引起慢性背痛。其次，是因背部的软组织扭伤、拉伤、胸椎的后关节错位，从而刺激或压迫肋间神经及脊神经后支而引起的后背疼痛。另外，长期受风湿的侵袭以及颈椎病的部分病例亦可导致本病。常表现上背部肩胛内侧酸痛乏力，右侧多于左侧，病人常因背痛而不敢挺胸，维持含胸的姿势，时轻时重，触之背部肌肉紧张，弹性感差，并有压痛点，有的伴有胸闷，气短，胸椎侧弯，后突等畸形。

■ 按摩疗法

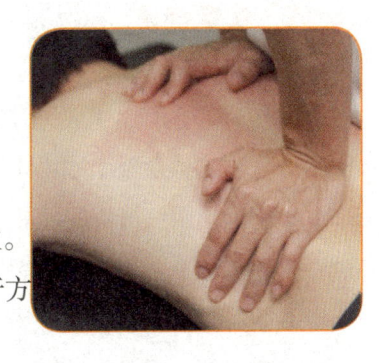

取穴：天宗、扭伤穴。

操作：病人俯卧，术者站于其旁。

1. 用掌根拨揉背部的肌肉数次。

2. 用拇指或肘部按压背部、脊柱两侧的痛点数次。

3. 用拇指和食、中指弹拨背肌数次。病人端坐于方凳上，术者站于其后。

4. 用膝关节顶在背痛的部位上，做上、下方向的顶扳揉动数次。并向前稍加用力，可听到胸椎小关节发出的响声。

上述手法有活血止痛、增强肌力的作用。

二十七、按摩治疗急性腰扭伤

急性腰扭伤多由弯腰搬抬重物不当，挑担闪挫，强力举重，跌扑、突然扭转以及外力直接撞击腰部等原因所致。其特点是：突然发作腰部剧烈疼痛，腰部活动困难，动则疼痛加剧，甚至呼吸、咳嗽都可使疼痛加重。有的患者在扭转、闪挫后，腰痛并不立即发作，还可继续进行正常活动，而在数小时或一两天后才出现腰痛，并逐渐加重。

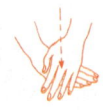

急性腰扭伤发生后应及时进行手法治疗，若治疗不及时，拖延日久，便可能形成宿伤，以后往往在劳累后或阴雨天疼痛加剧，治疗也较困难。若能及时治疗且手法得当，一般两、三次即可解决问题。在治疗时，患者大都采取俯卧位，要注意俯卧时枕头宜低，并将两上肢伸直贴放在身体两侧，以便腰部肌肉能尽量放松。

按摩疗法

取穴：委中穴。

操作：1.俯卧，用拇指按揉其两下肢腘窝处的委中穴；力量先轻后重，直至按揉出强烈的酸胀感，并保持半分钟。

2.俯卧，用一拇指按揉其腰部的压痛点，力量由轻而重，但要病人能耐受为度，大约按2～3分钟，以压痛明显感觉减轻为佳。若有多处压痛则均如法操作。

3.俯卧，用指拨法推拨背腰部脊柱两侧，尤其是压痛点附近的肌肉。推拨时力量要柔和深沉，每侧肌肉由上往下推拨5～10遍。然后再用一掌根按揉同样部位的肌肉，力量宜重而柔和，每侧由上向下缓慢按揉2分钟，以背腰部肌肉明显放松为佳。若背腰肌肉丰厚者，术者可采用前臂揉法同理操作。

4.侧卧，用一掌根在其背腰部肌肉上由上而下做往返摩擦，以皮肤发红发热为度。再用一侧小鱼际在腰骶部做横向摩擦，仍以透热为度。注意摩擦时最好涂抹按摩乳之类的介质，以免擦伤皮肤，且擦法完毕应立即用衣物捂盖局部以保温。

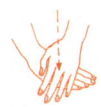二十八、按摩治疗腰椎间盘突出症

腰椎间盘突出症人们通常习惯地称之为"坐骨神经痛"。

主要症状有：腰部疼痛，严重者可影响翻身和坐立，一般均伴有下肢的放射痛，即疼痛从臀部开始逐渐向下走窜至大腿后侧、小腿后侧、小腿后外侧，甚至足背、足跟、足掌等部位，可以出现在一侧下肢或两侧并见，或两侧下肢交替出现。疼痛往往在长时间行走、久坐、久站后加重。另外，还有腰部活动受限，以弯腰和后伸尤其明显，若患者仰卧，将患侧下肢伸直做抬高动作，则出现抬高角度明显受限和牵扯样的疼痛。病程较长者，小腿外侧及足背、足跟、足掌等部位常有麻木感。以上是本病常见的临床症状。另外，有少数患者的症状则只有两大腿内侧及会阴部麻痹和大、小便功能障碍。

腰椎间盘突出症病根顽固，时轻时重，反复发作，所以治疗一定要有耐心，要坚持不懈。一般以10次为一疗程，直至症状彻底或基本消除为止。按摩治疗时，患者大多用俯卧体位，要注意双上肢应伸直放在身体两侧，以使腰背部肌肉能尽量放松。

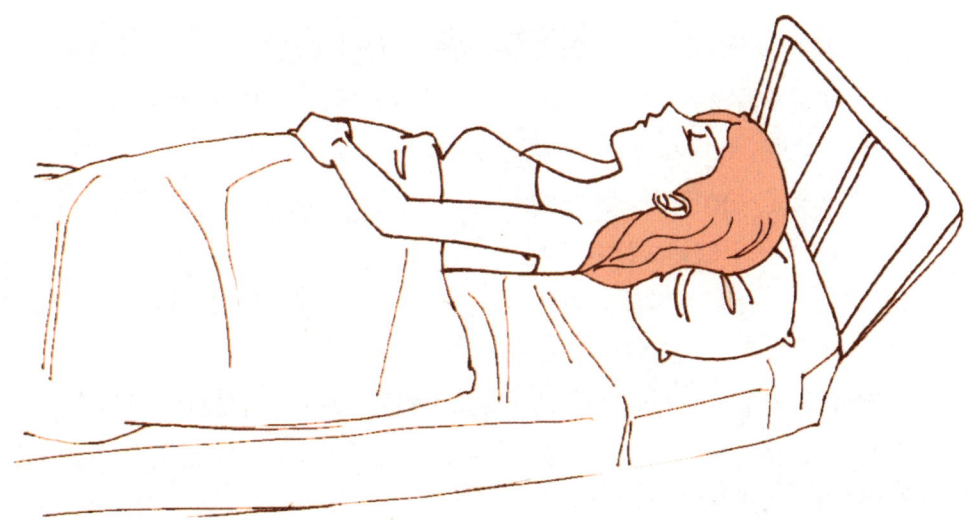

按摩疗法

取穴：环跳、委中穴。

操作：1.俯卧，将一前臂横放其背部，以前臂内侧接触皮肤，然后以力量稍重的揉法揉动脊柱两侧肌肉，边揉边缓慢向下移动，直至骶骨部为止，如此从上向下反复揉10遍。再用指拨法在同样的区间由上而下推拨脊柱两侧肌肉，每侧5～10遍。

完毕又用掌根在相同部位反复揉若干遍，力量深沉柔和，以腰背肌肉最大限度地放松为宜。

2.侧卧，患侧在上，做腰椎斜扳法，以有"咔嗒"响声为佳，但不可强求。

3.俯卧，用拇指按压腰椎附近，找出压痛敏感点，然后用一肘尖持续点按该压痛点和患侧臀部的环跳穴各1分钟，再用拇指指腹重力按揉双下肢腘窝的委中穴各1分钟，均以有强烈的酸胀感为宜。

4.俯卧，用双手拿法在其患肢后侧用力操作3～5分钟。

5.俯卧，一手掌按在腰骶正中，另一手臂托起其患侧下肢并使其呈后伸位，然后用力使之做顺时针和逆时针的直腿旋转摇动各10次。完毕再进行另侧下肢。

6.俯卧，用双手拳掌击法交替击打患侧的背部、腰部、臀部肌肉，以及双下肢后侧肌肉，共击打20分钟。

应注意的问题

1.患病后应睡硬板床，注意腰部保暖。

2.平时尽量避免久坐、久站和长时间行走，应注意常变换姿势，勿弯腰负重及干重体力活。

3.胯下麻痹和大、小便功能障碍的患者不宜做按摩治疗。

4.在症状基本消除后或在治疗过程中，患者均可配合自我功能锻炼，锻炼得法常可收到较好的效果。在此我们向患者推荐几种锻炼方法（每天进行1～2次）。

①仰卧，抬起一侧下肢，屈膝屈髋，然后学蛙泳状向外上方用力蹬出，反复蹬8～10次。再用另一下肢如法蹬8～10次。

②仰卧，将一下肢屈膝屈髋，然后垂直向正上方蹬8～10次。另一侧下肢同法操作。以上两法以操作后腰部有轻松感为佳。

③俯卧，将头部及上身与下肢同时尽量向上翘起再放下，反复翘8～10次。

④直立位，两手叉腰，双手掌按在腰骶部，然后弯腰90°。再用力向后仰起，上身尽量后仰，如此反复10～15次。

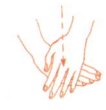

二十九、按摩治疗膝关节损伤

膝关节损伤主要表现为膝关节肿胀疼痛，活动障碍，患侧下肢不能站立，或跛行，膝关节呈半伸半屈状态，严重者可见皮下青紫，其多因膝关节突然受到外力撞击，或在活动中过度运动，突然旋转等造成的膝关节及周围软组织的撕裂扭挫等损伤。

膝关节损伤的形式很多，最常见的是：①外伤性滑膜炎，肿胀主要在膝关节内上方，关节极度屈曲或伸直时，疼痛剧烈；②侧副韧带损伤，在膝内侧疼痛肿胀明显；③半月板损伤，在膝关节水平面的内外侧有压痛点，关节在活动中时常有一种被卡住的感觉。

按摩疗法

取穴：血海、梁丘、阳陵泉、委中、膝眼穴；阴陵泉、足三里、解溪、承山穴。

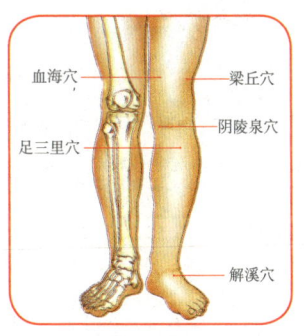
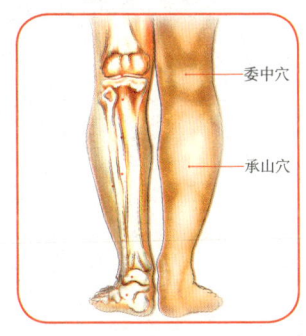
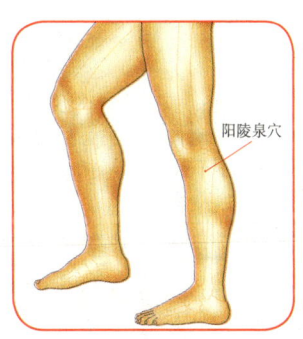

操作：1.仰卧屈膝，用一手拇指和其余四指分别按住膝部的血海、梁丘穴，然后反复拿揉3～5分钟，力量由轻逐渐加重。再用一拇指按住阳陵泉，其食、中指按住委中穴，也进行较重的拿法3～5分钟。又用双手指指端，分别点揉患膝的两膝眼穴，逐渐用力点入膝关节内侧，出现较强的酸胀感，持续5分钟以上。

2.仰卧患肢伸直，术者用掌根由大腿根部开始，沿大腿前侧，向膝关节边揉边移动，反复揉推3遍，再沿大腿内侧和外侧，同法分别操作3遍。然后用两手掌，由膝部髌骨两侧相对挤压，做快速的搓揉，使膝关节有热感为佳。

3.仰卧屈膝，用拇指分别按揉患侧阴陵泉、足三里、解溪穴各1分钟，力量稍重，再用拇指沿小腿前外侧，从膝开始，由上而下边揉边移至解溪穴，反复3遍。然后拿跟腱操作3遍，重点在承山穴（腿肚中间）拿揉，以酸胀为宜。

4.仰卧,在患侧两膝眼穴分别用手掌的小鱼际顺其凹陷做斜向的摩擦,以透热为度。对于半月板损伤造成的关节卡住状态,可用双手握住其小腿下端,然后用力牵拉拔伸膝关节(注意勿突然牵拉,应持续用力),再使膝关节做屈伸活动,如此反复作5~10次。对于外伤性滑膜炎,可经常地,很轻微且幅度较小地屈伸膝关节,并在其大腿和小腿内侧做擦法。

应注意的问题

1.损伤早期应少活动下肢,随着按摩治疗的进行和时间的推移,再逐渐加强膝关节活动。注意膝部保暖,并配合热敷等方法。

2.按摩中可用红花油、按摩乳之类擦患处局部以帮助治疗。

3.病症后期进行膝关节功能锻炼,如仰卧,做空中蹬车活动等。

三十、按摩治疗小腿肚子抽筋

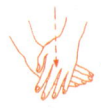

小腿后侧疼痛、强直、疼痛多呈现牵扯样,严重时整个下肢可因疼痛而卷曲,难以行走,俗称"腿肚抽筋"。该症多因长途跋涉、登山、长久站立以及受寒冷刺激等引起,一般在休息后或热敷局部而减轻。症状可出现在一侧小腿或双侧并见。

按摩疗法

取穴:环跳、委中、承山穴。

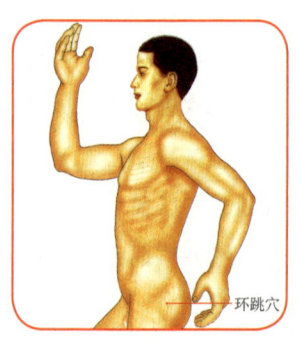
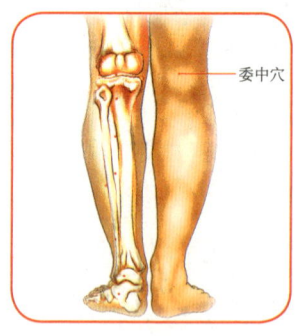
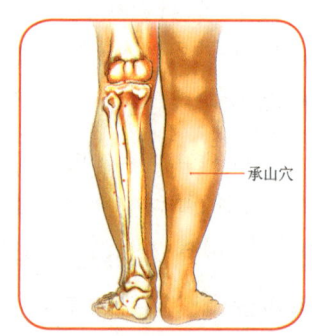

操作:1.俯卧,用屈指点法。重力点按患侧臀部的环跳穴半分钟,以有酸胀感并向小腿后侧放射为佳。然后用拇指按揉患侧腿肚的委中、承山穴各1分钟,均以有酸胀为宜。注意:力量不宜太重。

2.仰卧，患肢尽量伸直，术者一手抵其足后跟，另一手握住足尖，然后尽量使其背屈，并持续2分钟。

3.俯卧，术者沿其患侧用双手在小腿后侧肌肉进行拿法，力量由轻而重，时间约5分钟。

4.俯卧，术者一手扶住其踝关节部，并使小腿竖立，垂直于床面，另一手则用手掌来回摩擦小腿后侧肌肉，以患者有温热感为度。然后仍用这只手虚掌轻轻拍打小腿肌肉1分钟。

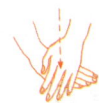

三十一、骨折后遗症的恢复按摩

骨折后的病人，经过复位等治疗处理后，关节被长期固定，可造成关节周围组织粘连和肌腱挛缩，又因较严重的组织损伤，以及治疗时的出血，血肿机化而导致肌肉和肌腱发生钙化和骨化，这些都可能造成关节功能受限，甚至严重障碍，丧失功能，另外还表现局部及肢体的酸软无力、麻木、肿胀疼痛，伤侧肢体发凉，感觉迟钝等等。如果骨折损伤了神经，则出现受损以下部位的神经支配范围感觉和运动功能障碍。如果损伤为完全性的，则感觉和活动功能就会消失。

按摩治疗本病，适宜较重的手法刺激，以改善神经、肌肉的营养，促进运动功能的恢复为目标，由于骨折部位和形式很多，造成的损伤也多不相同，所以治疗方法也多不一致，因此，我们给读者介绍一些原则性的、行之有效的按摩方法，

对于具体病症，望读者举一反三以施之。

按摩疗法

操作：1.在损伤的局部及周围，由近端向远端做按揉法，每穴约1分钟，以酸胀痛为度，以后再沿肌肉纤维方向，用拇指或掌根做较重力的揉推，反复3遍。

2.找到损伤部位的压痛敏感点，或是皮下条索状的筋肉结节（机化、钙化点，或挛缩的肌腱），用拇指按揉拨动，反复用力指拨弹动2~3分钟，再在粘连的肌肉组织用拿揉法重力操作5~10分钟，使其松解开，然后用掌按揉局部组织。

3.反复、逐渐用力而缓慢的屈伸功能障碍的关节，在局部做对挤搓揉，使关节周围组织松弛，再进行稳而持久的拔伸，拔伸后再旋转摇动关节，摇后再拔伸，如此反复数次，其后做强烈的牵捻操作，时间越长越好。

4.用双手长时间搓动损伤局部,再顺肌纤维方向做掌擦法,以透热为度,再根据病损的程度,对局部施用不同力量的击法或拍法操作,或者在损伤的远端肢体做重力的对称击压法(感觉迟钝时应用)。

应注意的问题

1.骨折未愈合前,局部忌做按摩,可在远端按摩。

2.注意伤侧肢体保暖,禁用冷水冲洗。

3.加强病侧关节的功能锻炼,但注意不可过度,要循序渐进,同时还可配合其他的物理疗法。

三十二、按摩治疗小儿发热

引起小儿发热的原因很多,其主要是外感和积食所致。外感发热的原因主要是对小儿照料不周,冷热调节不当。如洗澡或换衣着凉、感受风寒等引起。食积发热的原因主要是乳食过饱或饮食不节,使肠胃损伤,影响消化而引起发热。外感发热主要症状是怕冷、发热、无汗或少汗、鼻塞、流清涕、咳嗽、打喷嚏、舌苔薄白等。食积发热主要症状多为午后发热,上午发热较低,下午发热较高。手、足心热,饮食减少,嗳气吞酸或有呕吐,肚腹胀满,腹泻、大便酸臭、口渴、多啼不安,舌苔厚腻。

按摩疗法

操作:患儿坐位,术者站于其旁。

1.外感发热,用示、中两指推小儿的前臂内侧中线,从腕横纹向肘横纹推300下。此为清天河水法。

按揉:风池、大椎、曲池、肺俞穴。

2.食积发热,除用上述的手法外,加用捏脊法5~7次。

按揉:劳宫、足三里穴。

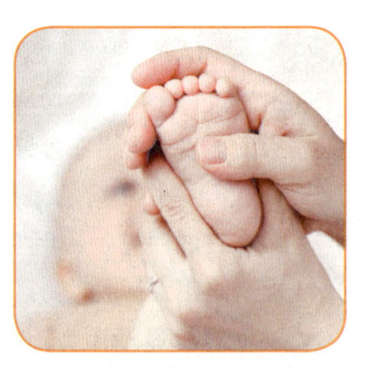

上述手法有清热解表、健脾和胃、退热的作用。

也可用酒精棉球擦上背、胸口、手心、脚心各100次左右。擦抹的方法由上向下。

应注意的问题

1. 应卧床休息，多喝开水。
2. 适当控制饮食和减少每次的哺乳时间。较大的儿童可以吃容易消化的食物。
3. 如发热两三天不退，可用紫雪散、至圣宝元丹或用柴胡注射液。

如有其他急性炎症引起的发热，必须及时就医对症治疗。

三十三、按摩治疗小儿流口水
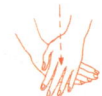

流口水，又称流涎，是指小儿口中的涎液流出而溜滞于两口峡旁或从口中流出，多见于3岁以内的小儿。其主要表现如下。

（1）患儿唾液增多，不断流涎。

（2）脾胃积热者，流涎稠黏，面赤唇红，口干，大便干结，小便短赤，舌红苔腻。

（3）脾胃虚寒者，涎液清稀，面白唇淡，四肢不温，大便稀溏，舌淡苔白。

按摩疗法

取穴：人中、承浆、天突穴。

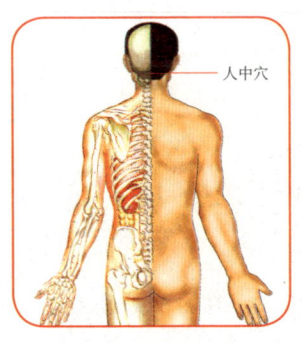
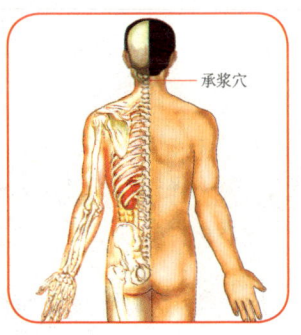
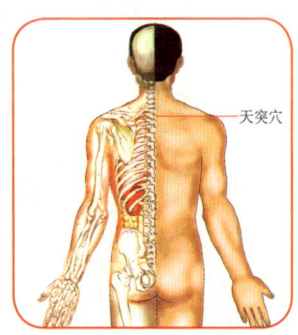

操作：患儿仰卧，术者坐其体旁。术者选用中指指揉法分别在左右牙关及人中、承浆穴及天突穴治疗，每穴约2分钟。

1. 脾胃积热者，在基本操作法完成后，再给予清脾300次左右，清大肠300次，退下六腑300次，摩腹3分钟，结束治疗。

2. 脾胃虚寒者，在基本操作完成后，再给予补脾300次左右，补大肠300次，推上三关300次，摩腹3分钟，捏脊8～10遍，结束治疗。

三十四、按摩治疗小儿消化不良

消化不良为小儿常见的疾病，多发于夏秋季。喂养不当，饮食过度和吃不易消化的食物，均可影响肠胃的消化功能而引起本病。细菌和病毒的感染，也常是导致本病的一个因素。主要症状有：每月腹泻数次，大便呈蛋花水样或带黄绿色，并混有少量黏液。常伴有食欲不振、呕吐、腹部隐痛、发热、消瘦等症状。

按摩疗法

操作：1.患儿俯卧，术者站于其旁。用捏脊法，从长强至大椎，捏5～7次。当最后一次捏到大肠俞、胃俞、肠俞时可用提法，同时可听到响声。

按揉：脾俞、胃俞穴。

2.患儿仰卧，术者站于其旁。用手掌推揉腹部数次。

按揉：水分、天枢、足三里穴。

上述手法有调节胃肠功能、健脾止泻的作用。

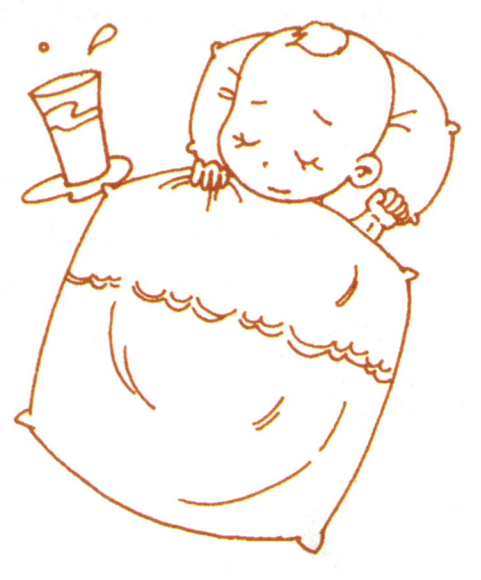

三十五、按摩治疗小儿夜间啼哭不止

夜啼是指半岁以内的小儿白天如常，每到夜晚则间歇啼哭，甚至通宵达旦，啼哭不止。

婴儿啼哭是表达其某种意愿的信号，多因生后护理失宜，如有饥饿、闷热、虫咬、尿布浸湿、包扎过紧等情况，或因腹痛、发热、感冒等情况。推拿治疗主要针对脾寒、心热、惊恐，食积所致的夜啼。脾寒则气血凝滞，腹痛而啼；心热则扰乱心神，神扰而哭；暴受惊恐，心志难宁，神不守舍而泣；乳食积滞胃脘，胃不和则卧不安。

病因

1. 脾寒型：面色白或青，神疲困倦，四肢不温，啼哭声细，哭时曲腹，喜用手按其腹，得温则哭止，或有腹泻。

2. 心热型躁：面红目赤，烦躁不安，哭声响亮，厌见灯光，喜仰卧，便秘，小便短赤。

3. 惊吓型：面色乍白乍青，惊惕不安，每闻响声而啼或梦中啼哭，声惨而紧，喜家长抚抱而睡。

4. 食积型：厌食吐乳，嗳腐泛酸，腹痛胀满，睡卧不安。

按摩疗法

操作：按揉百会100次，清心经300次，清肝经300次，掐揉小天心50次。

1. 脾寒者加补脾经300次，清天河水100次，退六腑100次。

2. 惊恐者加掐肝经5次，掐心经5次，掐精宁5次。

3. 食积者加清脾经100次，清大肠300次，揉板门100次，运内八卦100次，推下七节骨50次。

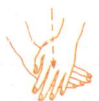

三十六、按摩治疗小儿便秘

便秘是指大便秘结不通，或排便时间间隔过长，或虽有便意而排出困难者。表现为大便干燥、坚硬、量少，呈栗子状或排便艰难。便秘是一种症状，许多疾病都能造成小儿便秘的发生。如因饮食不当或患有营养不良性疾病、肛门疾患、先天性畸形及肠道受压等均可引起本症。但由于小儿个体习惯与体质不同，排便次数差异较大，因此根据大便性质来判断小儿有无便秘，较排便次数更为合理。对排便时间间隔稍长，但大便不坚硬，排便无困难者，不应当作便秘处理。

按摩疗法

取穴：天枢、中脘、足三里穴。

操作：1. 患儿仰卧于治疗床上，术者坐于患儿右侧，摩腹5分钟，揉天枢（左）5分钟，揉中脘3分钟，按揉足三里20次。

2. 患儿俯卧于治疗床上，术者坐于患儿右侧，推下七节骨400次，揉龟尾400次。

3.实秘者,加清天河水300次,退下六腑300次,清补脾各200次,清大肠300次。

4.虚秘者,加推上三关300次,补脾300次,清大肠200次,补肾经300次;然后揉肾俞20次,捏脊5～7遍。

应注意的问题

对有便秘的小儿,要调整饮食,改变偏食习惯,多吃带有纤维素的蔬菜和水果,养成按时排便的习惯,并进行适当的体育锻炼。如因其他疾病引起的便秘,则需检查出原发病变,针对病因进行治疗。

三十七、按摩治疗小儿尿床

3岁以上儿童在夜间睡眠中经常将小便尿在床上,醒后方知,即属此病。至于3岁以下的幼儿因正常的排尿习惯尚未形成而尿床者,不属此病。

本病主要表现为,在睡觉过程中遗尿,多在半夜或清晨,轻者数夜一次,重者一夜数次。本病多见于儿童,也可见于少数成人。病程久者还会出现面色苍白、萎黄、全身无力、四肢发凉,精神迟呆、智力相应减退等症。多因体质虚弱、泌尿生殖器畸形、隐性脊柱裂、大脑发育不全等先天性疾病,以及泌尿系感染、寄生虫病,脊柱或颅脑受伤、发育和营养不良均可导致大脑的功能紊乱、脊髓的反射弧失常而出现夜尿。

按摩疗法

操作:1.患儿仰卧,两膝屈曲,术者站于其旁,用手轻揉小腹部数次(事先要排空大小便)。

2.用拇指或中指按压中极、关元、大赫。当尿道处有胀感传导时并配合震颤法,反复操作2～3次。

按揉:夜尿穴、行间、三阴交穴。

3.患儿俯卧,术者站于其旁,用手掌揉腰骶部数次。

按揉:命门、肾俞、膀胱俞穴。

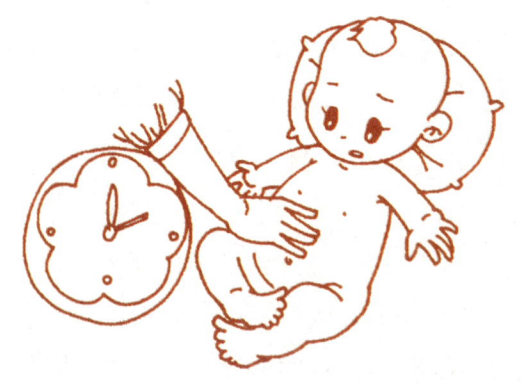

上述手法有增强膀胱的约束能力，以达到正常的控制排尿功能。

■ **应注意的问题**

1. 积极引导和训练儿童养成按时排尿的习惯。饮食起居要有规律不要过度疲劳。
2. 已发遗尿的患儿，除给予积极的治疗和适当的营养外，晚饭要少吃或不吃流质食品，最好少饮水。
3. 家长在夜间要按时叫起排尿。
4. 可用夜尿宁、混元丹等药物及针灸配合治疗。

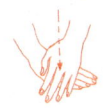

三十八、按摩治疗小儿斜颈

小儿斜颈大多是由一侧胸锁乳突肌损伤病变后引起，故又称肌性斜颈。其原因是分娩时婴儿一侧胸锁乳突肌因受产道或产钳挤压，牵拉，使局部受伤出血，血肿机化并造成挛缩。或因分娩时胎儿头位不正，阻碍一侧胸锁乳突肌的供血，引起缺血性改变，以及胎儿在子宫内，头部向一侧偏斜，均可导致本病。临床上产伤引起的多见。婴儿多在出生后数日发现斜颈。患儿头部向患侧倾斜，脸面旋向健侧。如家长勉强转动拨正，则引起患儿哭闹，并迅速地又转回原位。胸锁乳突肌处因紧张挛缩形成棱形肿物，按之坚硬，类似软骨。同时还可出现脸部肌肉发育不对称，患侧面部肌肉萎缩。

☞ **按摩疗法**

取穴： 天鼎、中府、曲池、鱼际穴。

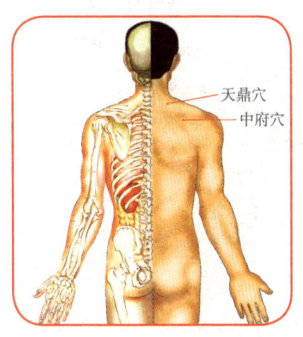
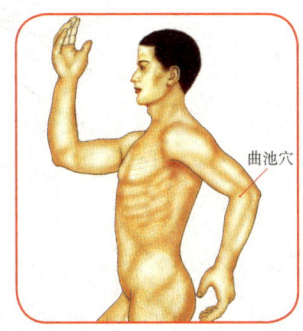
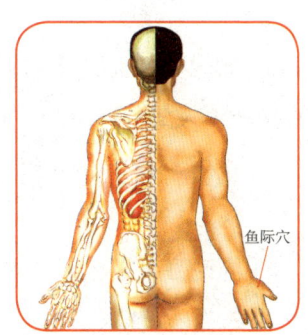

操作： 患儿侧卧或由家长抱着治疗。

1. 用拇指在胸锁乳突肌处自上而下做推揉法数次。力量要轻揉，防止擦破表皮。
2. 将患儿的头部向健侧轻轻转动数次，以牵拉挛缩的胸锁乳突肌。

按揉：天鼎、中府、曲池、鱼际穴。

上述手法有缓解痉挛、消散淤结的作用。

三十九、按摩治疗小儿麻痹后遗症

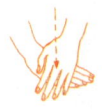

小儿麻痹后遗症又称"婴儿瘫""脊髓灰质炎"，主要是病毒感染所致。病毒主要侵犯脊髓前角的运动神经细胞，受侵部位发生炎症病变，以后大部分炎症吸收而愈，少部分组织变性，而遗留某些后遗症。

多见于1～5岁的小孩，多发生在秋季。初起先有发热头痛、咽痛、呕吐、腹泻等。2～3天后，则热退，诸症消失。但经1～6天后，发热再起，并见烦躁不安，易出汗，肢体肌肉感觉疼痛等症状，以后逐渐出现部分肢体瘫痪的体征。

瘫痪呈弛缓性，患儿不能站立行走，病程久则见臀部及大腿肌肉明显萎缩。患肢缩短和足内翻或外翻等畸形。其瘫痪多见单侧下肢，上肢和腹壁麻痹则少见。

按摩疗法

操作：以下肢麻痹为例。

1. 患儿仰卧，术者站于其旁，用手揉拿大腿内、外侧及小腿前外侧数次。

按揉：风市、梁丘、阳陵泉、足三里、绝骨、丘墟穴。

2. 患儿俯卧，术者站于其旁。用拇指按揉腰部数次。

按揉：命门、肾俞、阳关、环跳、委中、承山穴。

同时弹拨下肢膝窝附近的肌腱及跟腱数次。

3. 做髋、膝、踝关节的屈伸旋转活动数次，并配合拍打法。

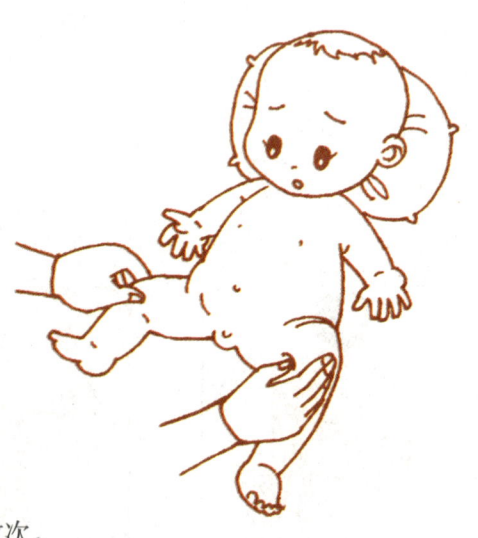

上述手法有疏通经络、增强肌肉张力、改善下肢血液循环的作用。

四十、按摩治疗遗精

遗精包括两个方面：在梦中不知不觉地流出精液者（白色黏稠液体），叫"梦遗"；在白天精液自动流出者，叫"滑精"。不管是白天还是睡梦中，它造成的人体损伤是一致的，都比较严重。一般常见症状：或为头晕心悸，精神疲倦，小便黄短而有热感；或为阴茎易勃动，目眩耳鸣，口干腰酸，或为面色苍白，周身乏力等。

这种病症以虚症居多，也与人的思虑精神方面有一定关系。

按摩疗法

取穴： 关元穴；肾俞、八髎穴；内关、外关、神门、三阴交穴。

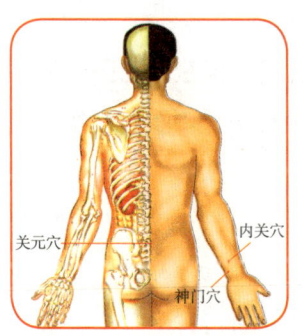
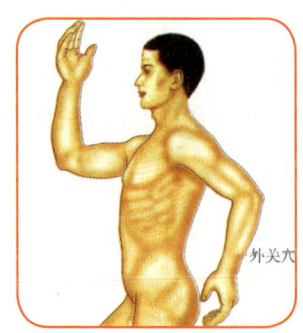
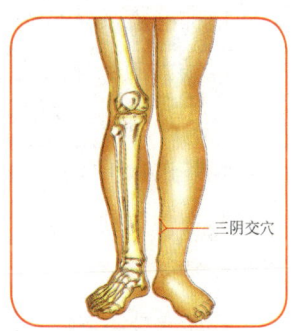

操作： 夫妻间的按摩治疗对本病确有一定作用，但还需重视思虑精神方面，以及生活方面的调理，只有多方面的协同努力，治疗效果才好。

1. 仰卧位，用手掌在脐以下腹部，做轻柔缓慢的逆时针摩腹操作，需15分钟以上的长时间治疗，再以指按揉关元穴，先轻柔而后逐渐缓缓加重，使之有较强的酸胀感，以及向阴茎方向的牵拉感，约5分钟以上。

2. 仰卧位，以双手在脐两侧，拿捏肚脐根部组织，轻轻地做挤揉动作约1分钟，其后用右手四指指腹，分别在两侧腹股沟，从上向阴茎根部做环旋按摩，反复揉推5~10遍，力量逐渐加重。

3. 仰卧位，在大腿内侧进行拿捏法操作5遍，再以手掌根部按揉大腿内侧，并由上向下揉推5次，整个手法都宜轻柔缓慢进行。

4. 俯卧位，先用拇指分别按揉背骶部肾俞、八髎穴各约1分钟，力量逐渐加重，肾俞穴以酸胀感为准，八髎穴可加重出现酸胀痛感觉，并以向前走窜为佳。然后再用手掌，分别在肾俞穴处横向擦，在八髎穴斜擦，以热向里透入为准，透入越深越好。

5. 俯卧位，将病人手臂内关和外关穴，用拇食指相对挤按揉，出现较强酸胀感持续11分钟，再按揉手腕神门穴约1分钟，也以酸胀为准。然后在下肢三阴交穴，用拇指按揉1分钟后，做拿跟腱手法操作，力量稍重，反复治疗5遍。

6. 俯卧位，以拿法轻柔地在颈项、肩背部位操作约2分钟。再在骶部八髎穴处和大腿后侧，逐渐用力地拍打2分钟。

应注意的问题

1. 遗精患者精神负担较重，因此，妻子对治疗要极有耐心，要想方设法说服丈夫，让其注意力分散开，冷却他对某些事物的强烈欲望，多找一些能自娱的活动，以使精神的紧张状态松弛下来。

2. 病人的身体素质表现虚弱，因此，可以适当吃一些补药，但最好在医生指导下进补。还可参照有关食物疗法，注意饮食的营养搭配，少食辛辣刺激性食物，尤其是晚餐进食不宜过饱。

3. 在性生活方面要适当节制，最好建立有规律的性生活方式，非房事时间应禁止刺激性敏感部位。

4. 加强身体锻炼，但注意要循序渐进，不可过于劳累，并可进行有关气功锻炼。

5. 每天睡前和起床前，坐在床上做收缩肛门上提的动作，上提后持续2秒钟再放松，反复做20次，要持之以恒。

6. 每晚进行全身性冷水浴，或在睡前冷水冲洗阴囊2分钟，应长期坚持做。

总之，对遗精的治疗，主张各方面的手段综合应用，治疗效果会更好。

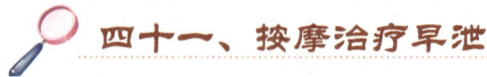

四十一、按摩治疗早泄

在性生活中，过早地射精称早泄，是男性性功能障碍的一种表现。表现轻者，阴茎进入阴道短时间内（一两分钟），双方都没有得到性欲的满足，就射精了。表现重者，在刚刚接触女方身体，阴茎还未进入阴道，就射出精液。

按摩疗法

取穴：足三里、三阴交、涌泉穴。

操作：1.仰卧位，以手掌贴附在病人小腹部，做逆时针方向的环旋按摩操作，逐渐加重力量，操作5分钟，以小腹有热感为宜。然后再按揉关元穴，以有酸胀感和有向阴茎牵拉的感觉为佳。

2.仰卧位，用拇指按揉小腿的足三里、三阴交穴各1分钟，以酸胀感为准。再以小鱼际斜擦两脚心涌泉穴，以透热为度。

3.俯卧位，用双手握拳，以拳面交替捶打整个腰骶和臀部，力量以病人感觉较强的振动冲击感，并觉舒适为准，约操作2分钟时间。

4.在进行房事时，女方把拇指放在阴茎龟头与包皮间的系带部位，示指与中指放在阴茎另一面正好是冠状沟的上下方，相对用力，持续捏挤压迫4～5秒钟，然后突然放松。在整个房事过程中，女方每隔几分钟施术1次。

5.如果早泄症状有所改善后，在同房时，女方可以用上一种方法，改换在阴茎根部挤按，操作方法同前。

应注意的问题

1.了解有关性生理知识。严格地说，早泄是指阴茎尚未进入阴道以前就射精的现象，这是一种病态，应请医生诊治。

一般的情况，常常是射精时，女性尚未达到高潮，这不是病态，而是正常现象。像新婚后刚接触性生活的男子，由于精神过度兴奋，异常紧张，发生一两次过早射精也是难免的。这就需要夫妻双方正确对待性的问题，掌握性生活规律，从而

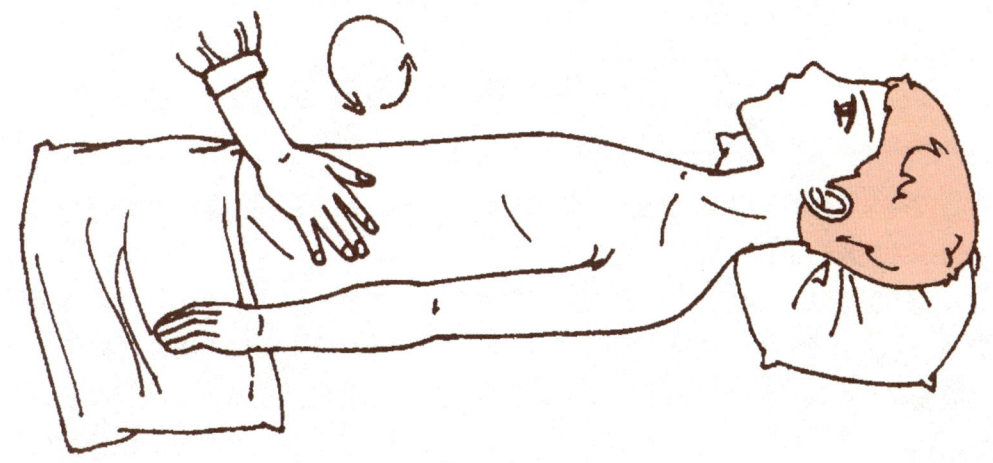

避免早泄的发生。

2. 身体处于疲劳状态下的男子,不要过性生活,以免双方情欲得不到充分满足。

3. 对于发生早泄次数较多者,应暂停一段时间的性生活。同时,保证充足的睡眠,形成良好的生活习惯,加强营养,锻炼身体。

4. 性交姿势对射精有一定影响,女上男下的性交姿势可以改善男性射精过早现象。有时采用上下牵引睾丸等方法,也可延缓男性射精。

5. 加用避孕套进行性交,可降低男方性兴奋的敏感性,延长性交时间,以避免早泄发生。

6. 采用间断式性交。在性交过程中,刚刚有一点射精预感时,即停止性交活动,等射精预感完全消失后,再开始性交活动,多次反复间断,亦可防止早泄。

7. 男方出现早泄后,女性要更加体贴和关怀,帮助男方消除紧张、恐惧、内疚心理,不要埋怨男方,否则,会加重早泄病情。

8. 患有神经衰弱,以及尿道炎等器官损伤疾病者,要及时请医生治疗,病愈后则早泄自然消失。

9. 在施行捏挤术时,一定要前后用力,而不能侧面用力。阴茎充分勃起时,用力捏挤;阴茎较松弛时,则中等力度捏挤。注意必须用指头腹侧的肉垫,而不能用指甲捏挤。

10. 以上治疗,3周为一个疗程,但一般须巩固3个月左右。

11. 女方应多给予精神上的安慰,多做性感觉方面的交流,让其树立起自信心和治愈疾病的迫切感。

四十二、按摩疗法治阳痿

阳痿是男子性功能障碍之一,是指青壮年时期,阴茎痿弱不举,或临房举而不坚的一种现象。也称"阴痿"。

现代医学认为阳痿是男子性功能障碍的一种,它常和早泄、遗精、性欲低下或无性欲等并称为一种临床证候群。性功能障碍可分为精神性和器质性两大类,其病因复杂,纵欲过度和长期手淫是最常见的原因。因神经系统常处于兴奋状态,久之则功能减退。阳痿又常发于泌尿系、生殖系器质性病变后,最常见为慢性前列腺炎、内分泌疾患，如糖尿病、男性促乳素血症、甲状腺或肾上腺疾病。多数学者认为阳痿多为精神因素的影响，如感情冷淡、性交干扰、恐惧、紧张、信心不足或过度疲劳等。

对于该病，希望您最好去医院确定是属于器质性病变，还是功能性阳痿，如果是前者，还是需医院专科治疗。

按摩疗法

对于病人来说，心理压力是很大的，这是应该重视的问题。治疗双方都要清楚这是长时间的治疗，而且在治疗期间应停止性交活动。

取穴：关元、会阴、肾俞穴。

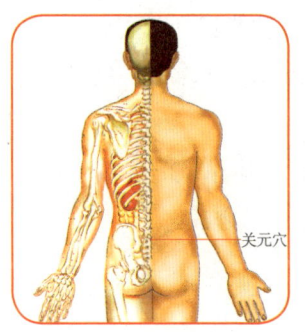
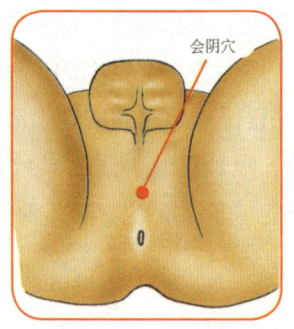
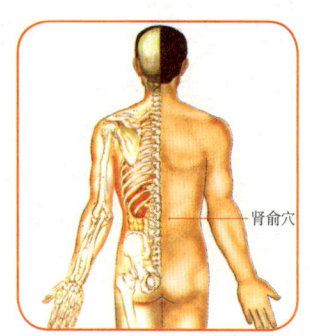

操作：1.仰卧位，先用拇指按揉脐和关元穴各1分钟，再按揉阴茎根部上方的凹陷，以及阴茎根部两侧，用力逐渐加重，用力向尾骨方向揉按，约3分钟。然后用手掌按揉小腹部2分钟。

2.仰卧位，以双手示中指扶住阴茎，相对用力轻轻搓移，由根部向阴茎头移动，再握住阴茎头向上提拉几下，用力不宜重，然后再搓、再提拉，反复5遍。

3.仰卧位，双手掌将阴囊挟住，相对的合掌轻按压，按压力量先轻柔，逐渐缓慢地加至稍重的程度，以出现胀痛感而病人能够忍受为限度，每次约50下。然后用中指端点按阴囊与肛门的按压敏感点（会阴穴），做震颤操作1分钟以上。

4.俯卧位，在腰部肾腧穴常用横擦法，以透热为度。再在大腿内、外侧用合拿法操作2分钟，又用手掌按揉大腿内侧片刻，接着拍打大腿后侧，由上向下拍两遍，然后拿肩井操作1分钟。

应注意的问题

1.妻子要理解丈夫所面对的问题，充分了解丈夫的心理状态，使其焦虑公开化，并明确这种焦虑是很普遍的，也是可以克服掉的。

2．夫妻双方在生活中，把注意力集中在身体的感觉上而不进行性交，开始先不要接触乳房和生殖器，尤其是男方，主要通过抚摸，把注意力集中在妻子身体的线条、温度和柔软的皮肤，激发触觉感。

3．对女方而言，除相互的抚摸，还应注意言语的交流技巧，并结合自己的态度变化，姿势变换，来消除丈夫的心理压力。

4．夫妻双方把这种抚摸逐渐发展成性交，但要注意，在经过一段时间调整后，性交仍不成功，不能把责任推给任何一方，而应自然承担，并进行有效的交流讨论，以提高解决问题的能力。

5．婚姻及性生活基本正常，只是偶尔发生一两次阳痿，多由精神过度紧张，身体疲劳等原因所致，只要消除思想上的不利因素、恢复体力，性功能就可以恢复。切不可因有一两次阳痿而疑虑重重，以免加重性中枢的抑制，也不用急于求成，借其他方法来达到性交目的。同时，最好暂停一段时间的性生活。

6．因性交次数频繁、酗酒、吸烟以及手淫而导致本病者，应忌烟酒、戒手淫，减少性交次数。同时饮食宜清淡，多食瓜果蔬菜，少食辛辣油腻之品。

四十三、按摩治疗精子缺乏症

精子缺乏症指精液内精子缺乏、或精子死亡、或精子形状异常、活动度差等，以致不育。本病可由先天遗传缺陷、发育不正常、后天罹患疾病等因素引起。

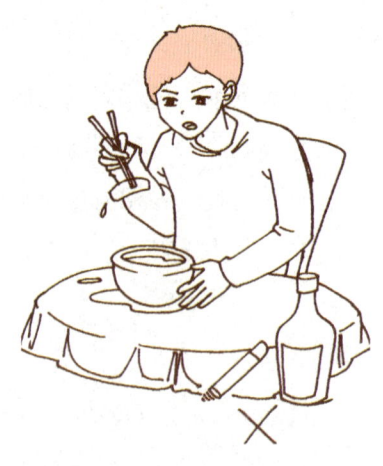

按摩疗法

取穴：关元、足三里、三阴交、太溪、肾俞、腰眼、八髎、夹喉穴。

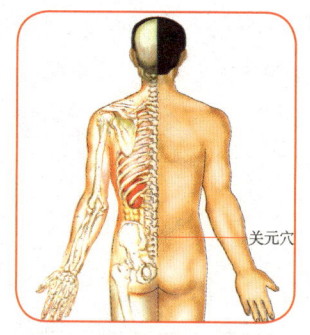
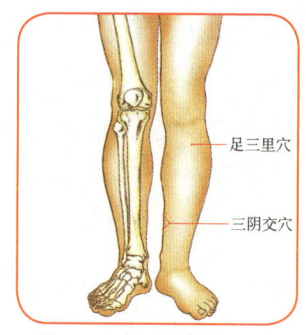
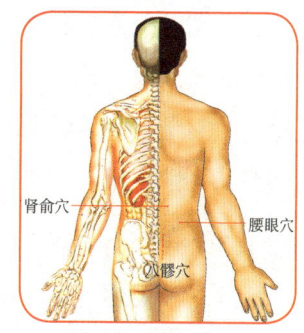

操作：1. 仰卧位。先在以下穴位按揉：关元、足三里、三阴交、太溪穴、关元穴重点按揉2分钟，至出现较强的酸胀感，并向前阴扩散。足三里和三阴交两穴，两侧均同时按揉，时间约1分钟。按揉太溪穴先左后右，其约3分钟，以酸胀痛感为度。

2. 仰卧位。以手掌贴附在病人小腹部，做顺时针方向的环旋摩揉，动作稍慢，直到小腹有温热感为止。再将两手掌根贴在患者两侧小腹部上，顺着小腹部由上向下推至阴茎根部，力量逐渐加重，有一种挤压发胀感，推30次。

3. 仰卧位。用双手掌抱住其阴囊，相对揉搓约2分钟，力量先轻后稍重，以病人能够耐受为准。再在大腿内侧用掌擦法操作，以透热为度。

4. 俯卧位。将示指屈曲的指间关节突起部，点按在病人腰部肾腧穴，逐渐用力，深压揉动至出现酸胀感约1分钟。再在腰眼穴用两拳面击打2分钟。然后斜擦骶部八髎穴部位以透热为度。

5. 坐位。轻轻在喉结旁拿揉夹喉穴，约2分钟。再反复拿揉颈项部，力量可稍重，约2分钟。然后拿肩井治疗1分钟。

应注意的问题

1. 女方首先应在精神上给予安慰，充分理解丈夫的心情，打消其自卑感及愧疚感。

2. 饮食上多注意营养搭配，多摄入高蛋白物质，多吃鱼、虾、蛋类等，少食辛辣之品。

3. 调整夫妻性生活的状态，并注意不可过于劳累，不要穿紧裆裤。

四十四、按摩治疗不射精症

性交时阴茎能够维持较坚硬的勃起，但达不到兴奋高潮，不能射出精液，或不能在阴道内射精，后者在一些特殊形式下，例如手淫，女方用手、口等非性交刺激时可以射精，而前者则以任何方法都不能引起射精。此病可伴有睾丸及小腹部的坠胀感、头晕、失眠等症。

按摩疗法

取穴：太冲、涌泉穴；太溪穴；中极穴；八髎穴。

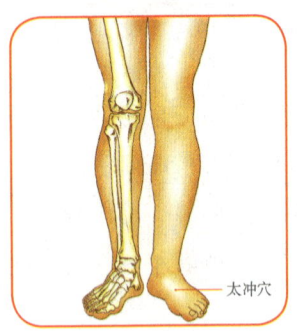
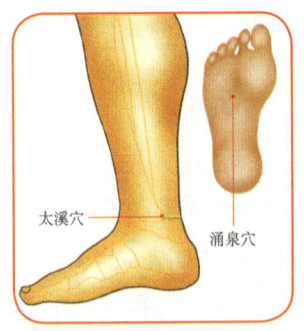
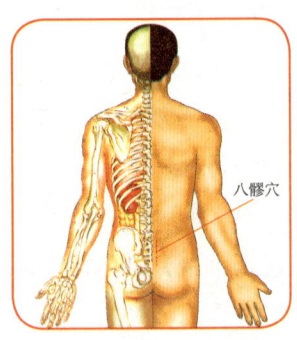

操作：1. 仰卧位。将右手拇指按在其左脚背的太冲穴，示、中指则按在其脚底的涌泉穴，相对用力，有节律地按压约50次，以出现酸麻胀感为宜。也可为加强这种感觉再挤压揉动1分钟，然后再换另一脚操作。

2. 侧卧位。分别在病人双下肢做拿跟腱手法，然后以拇指重点按揉太溪穴，以酸胀痛感为准，持续1分钟。

3. 仰卧位。女方用一手拇指按住小腹与阴茎根部连接处的压痛敏感点，稍用力按揉。时间宜长，以病人有舒适感为佳。然后再用一手拇指和示、中指，分别按压中极穴两旁，对称向中极穴深部挤按、放松、再挤按，反复节律性操作30下，力量逐渐加重，使前阴有发胀的感觉。

4. 俯卧位。在骶部八髎穴用拳面打击约1分钟。将一手按压腰部，另一手托起下肢做腰部后伸扳法，然后在腰部肾俞穴段，做掌横擦，以温热透入腰部深处为宜。

应注意的问题

1. 精神上的安慰是必不可少的，女方要特别注意，且不要提出射精的要求，消除丈夫的思想焦虑。

2. 性交时女方可用手托住其睾丸，以促使男方性高潮的到来。

3. 男方提示能使自己性兴奋的刺激活动类型，包括时间、压力及部位。女方则先用手有意的、按需要的方式刺激阴茎，直到引起射精。

4. 上述方法成功后，以后性交时就采取女方在上的姿势进行性活动，仍然先用手、身体等刺激，当其感到快要射精时，则立即将阴茎插入阴道。一般有过一次阴道内射精后，就可能永远改变这种性功能障碍。

5. 有一部分患者可通过性交姿势的变化而改善，如适当采取某些使阴茎与阴道成角度接合或利于快速运动的性交姿势，可帮助射精，通过附加的方法，如上托睾丸等，亦有助于射精。

四十五、按摩治疗阴茎异常勃起

阴茎异常勃起是指阴茎持续的勃起状态，这并不是依赖于性兴奋，要强调的是，这种勃起是种急症，出现症状是较严重的，必须尽快处理。就病人而言，还可伴有阴茎及下腹部疼痛不适感，病人情绪尤其烦躁，精神不安宁，甚至对勃起的阴茎做出粗暴的动作等情况。

本病的病因有许多方面，而且不容易确定，要诊断明确，必须去专科医院诊治。一般出现这种情况，就说明身体内存在或处于一种不平衡的病理状态。对此，我们介绍的治疗方法，也只是在本症出现时，紧急地针对这种现象的治疗，而不是针对病因的治疗。治疗以后，如果症状没缓解，应去医院处理，即使缓解下来，也应去医院进一步诊治，以免再次出现本病。

按摩疗法

对阴茎异常勃起的治疗，一般都需力量较重的刺激，在病人能够忍受和不扭伤正常组织器官的情况下，尽量用最大最重的力量。一般治疗多用点按手法，而女方帮助治疗时，指力如果较弱，可借助于某些物品，如钢笔头等。

取穴： 中极穴；会阴穴；阳陵泉、太冲穴；八髎穴；肾俞穴。

操作： 1. 仰卧位。用拇指端点按腹部中极穴。先垂直向下逐渐加重力量，直到最大深度，然而把指力转向阴茎方向，保持力量约10秒钟左右，突然把手指放松抬起，可操作1~3次。

2.仰卧位。病人屈双下肢，并分开大腿，以拇指指腹按住会阴穴，力量由轻而重，拇指也由指腹按转变为拇指端点。持续1分钟后缓缓放松。需注意会阴穴的取穴一定要准确，是在阴茎膨胀的海绵体顶端，与肛门之间的凹陷之中，按压此穴会很敏感。

3.仰卧位。在大腿内侧用拿捏手法，力量宜稍重，由大腿根逐渐地移动到膝内侧，两侧如反复3~5遍，再于下肢阳陵泉、太冲穴上用点按揉法，双下肢同时操作，力量需重，每穴1~2分钟。

4.坐位。以单手拳面，有节奏的、重力击打病人骶部八髎穴部位，以病人能够忍受为度，约击打1分钟。

5.坐位。以拇指点按揉腰部肾俞穴，力量宜重，为加重刺激，还可用力弹拨指下的肌肉，以酸胀痛麻为准。然后进行腰椎旋转扳法。也可再让病人仰卧床上，将双下肢屈曲，使膝部尽量压迫胸腹部，治疗者从膝上用力向腹部下压数次。

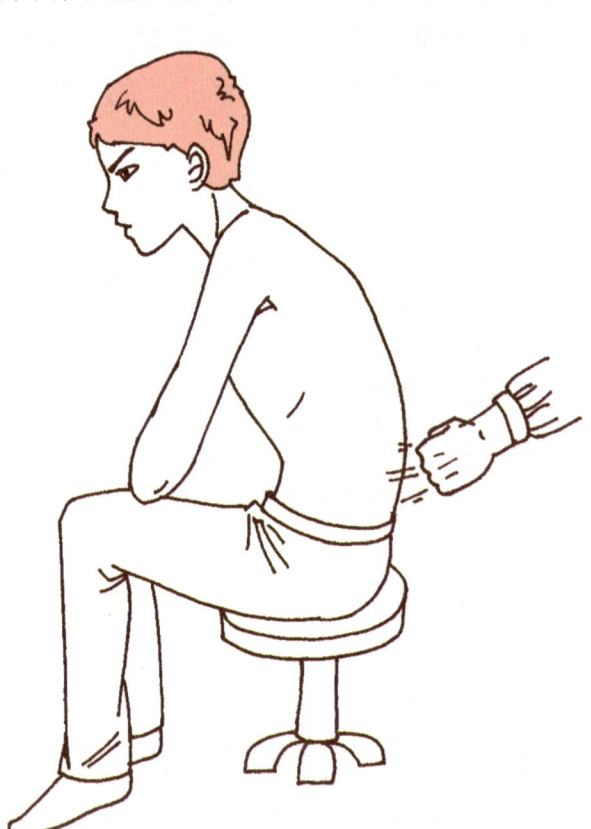

以上治疗如不见效，应送医院处理，因时间长了会引起阴茎组织缺血，造成阴茎组织的损伤。

应注意的问题

1.精神因素有一定影响，不管是男方还是女方，都应保持冷静，绝不可急躁从事。

2.在勃起阴茎及周围部位，放置冰袋，或是在局部用冷却的办法处理。

3.最好能把病人的注意力引开，如果能做到这一点，疗效会更好。

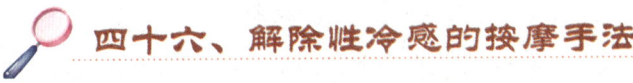

四十六、解除性冷感的按摩手法

性冷感又称性感异常，是指对性生活淡漠，甚至厌恶，或虽有性欲要求，但缺乏性快感；或虽有某种程度的快感，但不能达到性欲高潮。

女性性冷感多半是由于过于神经质，或者是对性以外的事物过多的关心，尤其是对性存有偏见，都易造成性冷感。

导致男性性冷感的原因主要有两种：一种是因男性性经验不足，另一种是属于先天性的原因，性器官本质上有问题，这种情况用足部反射区疗法效果不很理想。一般就体型来说，瘦弱、胸部扁平、耻骨突出、足踝粗大、臀部小、皮肤粗糙，毛孔多的人，多有性冷感的倾向。

人在生病的时候，性欲会减低。男性无论患病严重与否，只要身体受某种疾病的侵袭，就不会产生性欲，而且做爱时持续力也减低。女性的情形也是一样的，如果身体被疾病所缠，就不会产生强烈的性欲。患有寒证如胃下垂、卵巢疾病、肾脏疾病时，更会导致性欲消退。

按摩疗法

取穴：翳风、风池穴；心俞、膈俞、肝俞、肾俞、长强、八髎穴；会阴穴。

操作：1.坐位。以双手中指轻轻地点按揉两翳风穴、两风池穴，力量不宜太大，以有轻度酸胀感为宜，持续2分钟。再拿颈项片刻，然后反复搓捻双耳耳轮，约2分钟。又在两腋下做按搓摩法操作5～7遍，换成以手掌斜擦胁肋，以局部透热为度。

2.俯卧位。以双手拇指从上而下分别按揉两心俞、两膈俞、两肝俞穴各约半分钟，以揉按有酸感为宜，重点按揉两肾腧穴，约2分钟。再以中指点揉长强穴1分钟，然后在骶部八髎穴处用擦法，局部皮肤不宜太热，以透入体内为佳。

3.仰卧法。以拇指按揉会阴穴，以酸胀为度，力量宜轻柔，持续约2分钟。再用手掌擦大腿内侧，也是柔和地擦动，以较长时间的温热刺激为宜。然后用较重的力量擦涌泉，以热透入深部并使整个下肢有温热感为佳。

应注意的问题

1.有一种说法指出，性欲的强弱与肛门括约肌的收缩力成正比，因此，倒立或是用单脚独立的方式锻炼，可能会收到一定效果。

2.对于性要求低下的情况，还可选择用羽毛轻抚的方法，即用一些很柔和而舒软的飞禽羽毛，消毒干净后将其扎成一束，夫妇间相互用其稍缓慢地扫抚身体腋窝下及前后侧、胁腹部、大腿内侧面、尾骨臀沟一带，以及小腹阴毛部位，时间自定，以增加舒适的刺激感觉。

3.引起性欲低下状态的原因，常可能是由于某一方的忧虑或抑郁造成。故夫妻间应保持心情愉快，消除忧虑和抑郁。

4.性要求低下的夫妇，可能是由于某一方的文化熏陶。对于这种情况，建议您多看一些性的生理、心理方面的书籍，改变原有的某些看法。重点是在自我感觉中建立性感中心，注意夫妇间的语言和非语言的交流技巧，并把性生活当成增进感情和彼此关心的机会，而不是一种机械式的生活。

5.自我放松法，可一定程度上改变您在性活动中的感受。当要进行性活动前，除可进行按摩以外，还可以躺在床上周身肌肉全部用力收缩紧张，持续半分钟后放松，再逐渐收缩肌肉处于紧张状态半分钟，然后再放松，如此反复10余次，可使周身有一种松软的感觉，进行性活动时，其感觉就会有所不同。

6.也可以采用此种方法自我锻炼：俯卧位，并以双脚交替地磕打自己的臀尾部，这种"踢屁股"的运动，对于提高性欲很有效果，但必须持之以恒，一日数次，每次3~4分钟。

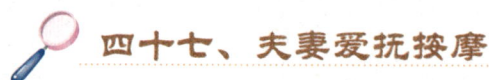

四十七、夫妻爱抚按摩

针对夫妻间的性交疼痛现象，介绍一些夫妻爱抚按摩方法，通过这些方法，可以使性交疼痛缓解和消除，以增加性生活的乐趣，进一步增进夫妻间的感情，也有助于夫妻双方身心的健康发展。

按摩疗法

取穴：肾俞穴；阳陵泉、三阴交穴。

操作：使夫妻间加强肌肤的接触感觉，逐渐消除女方的敏感状态，使之逐渐适应正常的性生活。按摩时力量宜先轻柔，再逐渐加重，最好每日按摩1次。

1. 坐位。轻缓地拿揉颈项约2分钟，再以手搓捻两侧耳轮部位约2分钟，然后以手掌斜擦胁肋部位，以透热为度。

2. 俯卧位。以手掌做揉推背部膀胱经，约3遍后，换成双手拇指轻按揉两肾俞穴，以酸胀为度。再从腰骶部做捏脊法，稍用力反复5～9遍。

3. 仰卧位。在大腿内侧以手掌按揉，力量可稍重，每侧约1分钟，再在女方的皮肤敏感区域，以手指或手掌稍用力柔和地长时间按揉，然后分别揉阳陵泉、三阴交穴各约1分钟，以酸胀感为度。

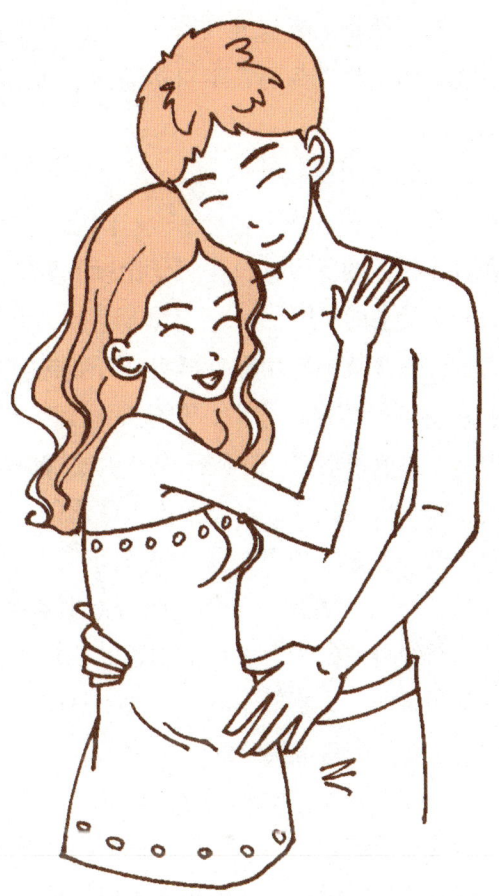

意念转移练习

由于疼痛的原因，女方不但对性交很敏感，甚至对夫妻间肌肤的接触都可能很紧张。对此，我们已介绍了按摩的方法，这既可使女方减轻敏感程度，又能达到调整的作用，紧接着就进行爱抚练习。

1. 在练习中要求第一不要有性交行为；第二不要互相接触生殖器，或是女方的乳房。这两点要严格做到。

2. 夫妻间互相抚摸全身，抚摸者一心一意抚摸，去享受抚摸爱人的乐趣，并注意爱人怎样来享受他（她）的抚摸，被抚摸者应集中注意力来感受爱人的抚摸。

3. 爱抚的目的是：让夫妻双方增加信任感和促进亲密。因此在每次抚摸中或抚摸后，夫妻间相互谈论自己的感觉，各自尽可能注意对方喜欢怎样、不喜欢怎样，加深夫妇心灵的联系。

4. 开始练习时可少穿衣服或从握手开始，以后逐渐裸体至抚摸全身，时间也可逐渐加长，但如任何一方有厌烦或焦虑不安，应立即停止。如爱抚使双方均产生性欲，也绝不可性交，而应尽可能享受这种欲望和感觉。

5.爱抚是夫妻双方共同的，绝不是单方面的，所以夫妻均应主动练习。有的人可能以为这是人为的，不自然的性活动，但如您坚持一段时间，您就会享受到其中的乐趣。

意念集中练习

在意念转移练习进行一段时间后，一般是夫妻双方能够享受在一起时那种情绪和身体松弛的反应，自我感觉比以前更接近，更亲密，感情更深，这时夫妇间应扩大爱抚活动的范围。

1.逐渐抚摸乳房和性器官，开始抚摸是轻柔的和试探性的，不能追求获得性冲动，更不能勉强这样做，仍应把注意力集中在轻松的给予相互接受的情欲享乐之中，尽量放松情绪，体验抚摸产生的愉快。

2.丈夫的抚摸，可逐渐由大腿内侧，到女方生殖器周围，缓缓进行，这一过程中丈夫更应耐心细致，同时还要求男女双方互相的抚摸，或女方主动抚摸男方的大腿、下腹、阴囊和阴茎，或男方主动抚摸，动作均应轻松柔和。

3.经过一段时间生殖器周围的抚摸适应后，在女方开始有了性冲动时，可逐渐触摸阴蒂，注意不要引起女方的不舒服，而且夫妻双方可轮换进行这种刺激性抚摸活动，并从中获得快感。

4.在有了性快感后，逐渐培养，巩固，并继续做1～2周练习，然后男方缓缓将手指放入阴道。先用一手指，逐渐用两个手指，慢慢地由浅入深，这种动作一定要掌握分寸，缓慢进行，如果能适应，就可以男女双方爱抚，并让阴茎缓慢插入阴道达到性高潮。

以上整个过程中，男女双方对对方的爱抚尽量通过眼睛、动作或语言来表示出你的喜好。爱抚后要相互交流，以利于感受的增强。

四十八、按摩疗法可强体促孕

由于身体各方面的因素而引起的不孕症，可以针对病因从不同的角度去诊治。而强体促孕的按摩法主要是针对夫妻结合两年以上而未孕者，且查不出明显的不孕原因者。

治疗是针对夫妻双方的，相互交替进行，长期坚持进行。

按摩疗法

取穴：关元、气海、子宫穴；三阴交、太溪穴；肾俞穴；八髎、风池、肩井穴。

操作：1. 仰卧，在腹部用摩腹法操作约10分钟，重点在下腹部，并按揉关元穴，男方还可选用气海穴，女方则选子宫穴，治疗应使腹部深处发热为宜。

2. 仰卧，以手掌按揉大腿内侧反复3遍，力量稍重。再选穴位按揉，女方用三阴交穴，男方用太溪穴，稍用力按揉至酸胀并保持约2分钟，然后擦大腿内侧，以热透入深部为宜。

3. 俯卧，沿整个腰背部脊柱两侧，用手掌揉推数遍，力量稍重。再分推腰部10遍，然后按揉腰部肾俞穴，以点按出酸胀的感觉后，缓缓施力，保持按揉3~5分钟。

4. 俯卧，用手掌分别横擦腰部肾区，斜擦骶部八髎穴，均以热透入身体深部为佳。再施用拿风池、颈项法及拿肩井法，共约2分钟。

应注意的问题

1. 造成不孕，夫妻双方均有责任，绝不能相互埋怨。而且还应消除盼子不得的焦虑失望情绪，因为这种情绪对怀孕肯定是有害无益的。对于夫妇间的性生活，不要以生育为目标进行，而应像以前那样尽情享受，孜孜以求性的乐趣，女方达到性高潮时，宫颈口扩大，宫颈黏液稀释，有利于精子的进入，对促进排卵也有一定作用，故可增加受孕机会。

2. 不孕症不可能因为增加性交次数而解决，反之，如果减少性交次数，还可有助于怀孕。对于某些夫妇来说，不适当的性交姿势也可导致不孕，因为其可能使抵达子宫颈口的精子数量减少，所以，建议您改变一下自己的性交姿势。例如，子宫后倾者，女方最好采取胸膝卧位，分开两腿，男方从后面进行交合可以帮助受孕。

3. 有的男士喜欢穿紧身的内裤，或是经常进行温度很高的热水盆浴，有的女士经常不适当地冲洗阴道，这些都可能是造成不孕的原因，所以，请注意这些细节。

4. 不明原因的不育男性，可经常性地洗冷水澡，或是以冷水擦身，有强壮体质的作用。也可每晚以冷水擦洗阴囊，这样做有助于促进怀孕。

四十九、按摩治疗老年男性排尿困难

老年男性排尿困难为老年人的多发病。前列腺是男性的生殖腺，它位于膀胱颈部包绕尿道，它的发育与睾丸的功能有密切的关系，在儿童期很小，至青春期逐渐增大并发育成熟，到了老年睾丸萎缩，功能逐渐减退，使前列腺体积增大，也就是前列腺肥大，又称前列腺增生症。进而阻塞了尿道，造成排尿困难。

前列腺肥大的早期症状主要表现为：①排尿次数增多；②排尿困难；③尿潴留；④如有合并感染者，可有尿频、尿急、尿痛现象。到了晚期还可出现肾积水和肾功能不全，因此对这种疾病的预防和早期治疗是很关键的。

按摩疗法

取穴：中极、会阴穴；三阴交、太溪、太冲穴；肾俞、八髎穴。

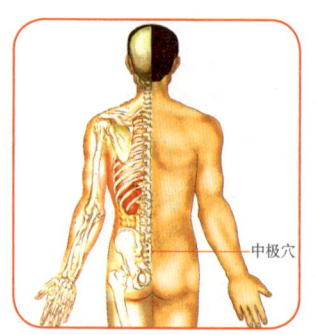
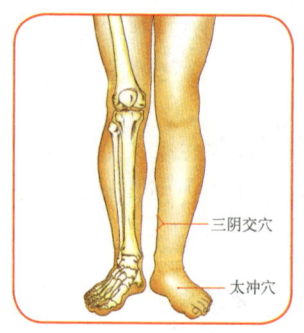
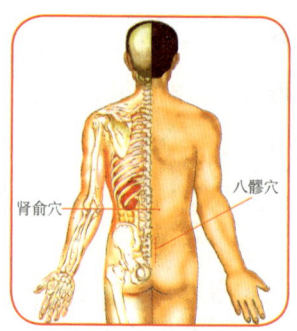

操作：前列腺增生症治疗疗程较长，需坚持一段时间，并结合其他方法综合治疗，疗效方好。

1.仰卧位。以手掌在下腹部顺时针摩腹，较长时间轻柔的摩揉后，以中指点按中极穴，先渐用力点压至深部，然后向会阴穴用力，使之出现酸胀感并保持半分钟，再施震颤操作片刻，在病人感觉很胀的时候突然放松，可操作1～3次。

2.仰卧位。在小腹部用小鱼际擦法，其后以手掌按揉大腿内侧部，再换成手掌擦大腿内侧，均以透热为度。

3.仰卧位。两手拇指同时点按双下肢三阴交、太溪、太冲穴，各约1分钟。再将一侧下肢屈膝90°，做摇髋操作，双下脚各约1分钟。

4.仰卧位。以手把住膝，使膝屈曲靠近胸腹。治疗者先以示、中、环三指，在肛门周围轻轻按摩，随即以中指缓缓插入肛门，用指腹向肛门前壁按压，待触及前列腺腺体后（即指下感觉有一稍硬的肿样组织），手指向下推挤、按揉约1分钟，力量可稍重。中指滑出肛门后，以拇指在会阴穴稍做按揉半分钟。

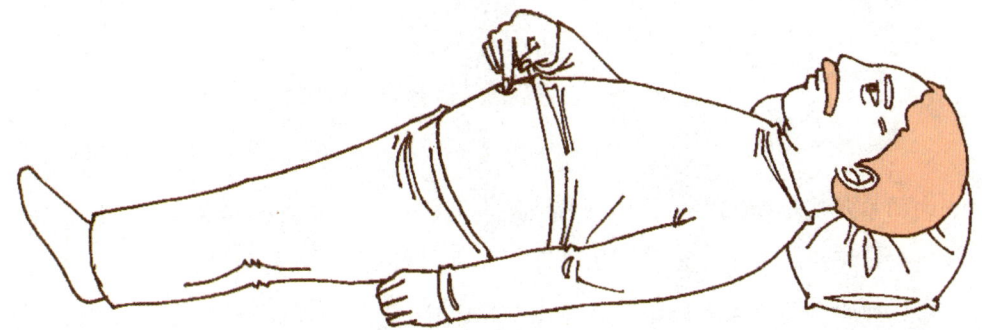

5.俯卧位。以拇指按揉两肾俞穴约2分钟，以出现酸胀微痛感为度。再在八髎穴，用手指按揉片刻后，施斜擦法，以透热为度，最好使热透入腹部。

■ 应该注意的问题

1.老年男性排尿困难是反复发作性的，对引起其病症发作原因的重视，是治疗本病的一个关键内容。其病因主要有以下几方面：性生活频繁，经常忍精不泄，使溢出的败精留滞中途。生活无规律性，思想不稳定，常有手淫习惯，以致精离本位，滞留途中。性生活不洁、衣裤不洁、包皮过长等，以致病菌入内而成炎症。慢性便秘也可致盆腔充血，前列腺郁积。

2.用温水，最好是中药煎煮之热药水，坐浴半小时，也可经常在局部用热敷法。

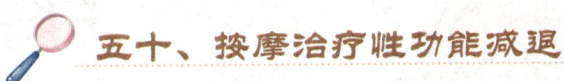

五十、按摩治疗性功能减退

人一到中年精力便会减退，这是很自然的事，但精力减退的程度有所不同。有些人甚至感到工作疲乏，性欲衰减甚至对性交失去信心。

☞ 按摩疗法

操作：对于增强精力有效的穴位是位于脚部内侧脚踝上方的复溜穴。此穴不仅可以提高肾脏的功能，增强精力，也可以达到强化神经的效果。

复溜穴的取法是，内踝尖上2寸，跟腱前取之，可重手法点压刺激3～5分钟，每日1次。

另外，还可刺激气海、中脘、肝俞、脾俞、足三里等穴，中等刺激每穴1分钟，皆可取效。

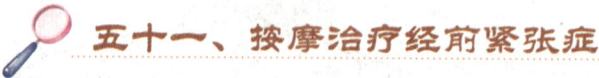

五十一、按摩治疗经前紧张症

经前紧张症是指妇女行经前数日或经期时出现的一系列全身性症状，如头痛、头晕、心情烦躁、失眠、乳房或乳头胀痛、四肢浮肿、腹泻、身痛等症。一般认为这些症状与病人的体质虚弱、情志抑郁不舒有关。

按摩疗法

取穴：风池、肩井、心俞、脾俞、肝俞、肾俞穴；章门、腰阳关、腰眼穴；内关、外关、三阴交、太阳穴。

操作：1.坐位。先做拿颈项风池法1分钟，拿肩井法3分钟，力量均稍重。然后由上而下在背部的背腧穴按揉，以心俞、脾俞、肝俞、肾俞穴为主。

2.俯卧位。在病人背腰脊柱两旁，由上而下用拇指向外侧做指拨法操作。以弹拨脊柱两旁的肌肉为主，每侧操作3遍。再在腰部做力量较重的分推法，以章门穴和腰阳关穴为中心，各推3次。然后两手从腰两侧合抱住腰，以拇指分别按压住两侧腰眼穴，对称向中间用力挤压约半分钟后，突然松手。

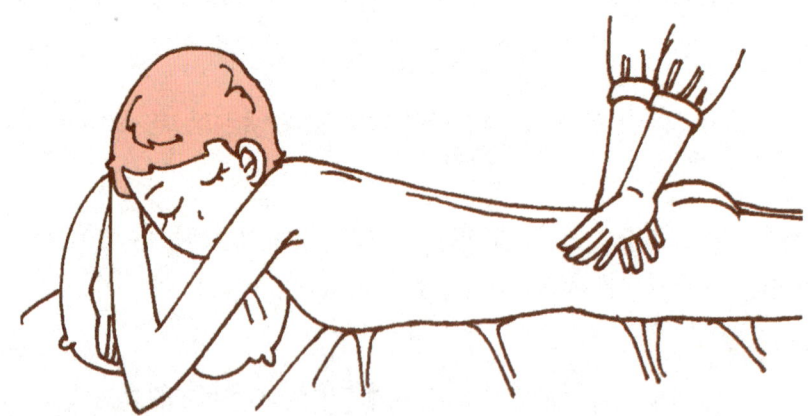

3.仰卧位。在病人前臂上，以拇、食两指分别按住内关、外关穴，对称用力挤压按揉，到出现较强烈的酸痛感时保持半分钟，再放松轻揉片刻。再在病人腹部做分推法，反复10遍。

然后分别按揉三阴交、太阳穴，双下肢同时操作，每穴约1分钟。

■ 应注意的问题

1. 患有本病的妇女，每在经前都不自觉地、无法控制地出现一些脾气怪异的现象。所以，对丈夫来说应加以体谅，切不可因此而发生矛盾，加重病情。

2. 有症状的妇女，可在每次经前，每天不限次数地做深呼吸动作。同时，还可以用手交叉抱住头部，然后做挺胸数次的动作。

五十二、按摩治疗痛经
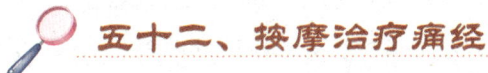

凡在月经期或月经期前后，出现阵发性的小腹疼痛者，称为痛经。生殖器局部病变、子宫发育不良、子宫颈狭窄、子宫息肉、炎症，以及精神紧张、恐惧不安、身体虚弱、感受风寒，均可导致本病。中医学认为，本病多因气滞血瘀或寒凝经脉以致气机运行不畅，脉络阻滞不通，不通则痛，而产生小腹疼痛。其症状表现为：行经前或经期下腹疼痛，并牵涉腰部酸痛，两乳胀痛，行经不畅，重者可疼痛剧烈，并有恶心、呕吐、头晕、手足发凉，当月经过后疼痛自然消失。

☞ 按摩疗法

取穴：关元、血海、三阴交、劳宫穴（劳宫可当时止痛）；腰骶部的痛经放射点（压痛点）、志室、足底部的调经穴。

操作：**1.** 病人仰卧，两膝屈曲，术者站于其旁。用双手在小腹部作提拿法数次。疼痛部位要多施手法。

2. 病人俯卧，术者站于其旁，用手掌搓揉腰骶部数次，使局部发热为宜。

上述手法有调和气血、活血化瘀、通经止痛的作用。

一般应在月经前一周进行按摩为好，也可在小腹部开始疼痛时进行按摩。

■ 应该注意的问题

1. 注意经期卫生，注意保暖，避免寒凉，可用暖水袋热敷小腹部、腰骶部及足底部。

2. 避免过度的精神紧张、生气。禁忌吃生冷辛辣食物。

3. 适当休息、劳逸适度。
4. 可用艾附暖宫丸、七制香附丸、益坤丸、妇女痛经丸等药物配合治疗。

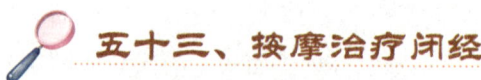

五十三、按摩治疗闭经

一般闭经是指女子年过18岁，月经还未来潮，或是曾来而又中断达3个月以上者，其前者称原发性闭经，后者称继发性闭经。在本书中主要介绍继发性闭经。

继发性闭经多被认为是血液枯竭，血虚少而致无法按时而下，或是因病邪阻滞于人体的经血通道，而无经血可下。其症状可见：形体瘦弱、面色苍白、头昏目眩、精神疲倦，或是腹部硬满胀痛、大便干燥，忧愁恼怒等。

按摩疗法

取穴：血海、三阴交、足三里、中脘、内关穴；膈俞、肾俞、志室穴。

操作：1. 病人仰卧，术者站于其旁。用双手推揉腹部数次，提拿带脉（小腹部剧痛部位不宜按推）。

2. 病人仰卧，术者站于其旁。用手掌按揉腰骶部数次。

3. 对症手法：头晕失眠按压风池、百会、肝俞。

上述手法有补益肾气、通经活血的作用。

应该注意的问题

1. 病人自己要尽量让生活、学习、工作规律化，心情要舒畅。如在闭经前用药物，可在条件许可的情况下停药观察。

2. 要注意饮食的营养成分和搭配，加强身体锻炼。

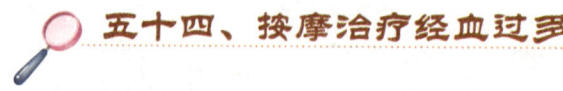

五十四、按摩治疗经血过多

经血过多系指妇女卵巢功能失调引起的子宫异常出血，简称"功血"，也可称"崩漏"。主要表现为月经周期紊乱，出血时间延长，经量增多，甚至大量出血或淋漓不止。其伴随的症状可以是多方面的，或是面红口干、心中烦躁、容易恼怒，或是发冷、精神疲倦、头目眩晕等。

👉 按摩疗法

经血过多是阴道不规则的出血，因此在施用手法时要注意：在治疗期间，如果有出血，一般不可在腹部和腰骶部用手法治疗。施用手法均应在肢体远端进行，因为腹部治疗肯定要加重出血状态，这是有弊无利的。所以，最好在无出血的期间给予治疗。

取穴： 关元、血海、足三里、三阴交穴；脾俞、肾俞、八髎、大椎穴；百会、风府、角孙穴；夹喉穴。

操作： 1.仰卧位。在病人下腹部以手掌行摩揉操作，以揉为主，力量也稍重，手下的感觉是在揉动腹部内的子宫、卵巢等女性内生殖器官。

2.仰卧位。以拇指长时间按揉关元穴，使酸胀感持续2分钟。再以中指点住关元穴，施震颤法操作半分钟以上。再在双下肢选血海穴、足三里穴、三阴交穴，双侧同时按揉各1分钟，如病人情志抑郁，可加点太冲穴半分钟。

3.俯卧位。在腰部两侧脾俞、肾俞穴按揉约1分钟，再屈指点八髎穴片刻，换成手掌按揉八髎，继之由骶尾部至大椎穴，做捏脊法操作，并在肾俞和脾俞穴处，稍用力向上提拉皮肤，反复7~9遍。

4.坐位。在头部百会、风府、角孙穴分别按揉半分钟。再两手托起头部，做缓慢的颈椎摇法操作。然后做拿颈项风池法，其重点在拿风池。操作中，摇颈和拿颈项风池可反复交替进行，共约3分钟。

5.坐位。在颈部喉结旁，做拿揉夹喉穴操作，力量轻柔，约1分钟。然后在背部大椎穴，用拳背稍用力击打3~5下。再进行拿肩井操作约1分钟。

■ 应注意的问题

1.功血的治疗不是短时间的，需持之以恒，而且最好采用综合性的治疗方法。

2.患有本病的妇女一般体质都较虚弱，且都有不同程度的贫血，故在饮食营养上多加注意，还必须多休息。

3.如病人在内服避孕药，应立即停药。作为丈夫，对性生活方面须体谅女方之苦，在有血状况下，绝不可行房事。

五十五、按摩治疗月经不调

月经不调是指月经时间和血量的异常。异常表现为月经提前、月经退后、月经周期无规律（有时提前有时退后）、月经经量过于多、月经经量太少、月经淋漓不净（持续7天以上）。

从中医的角度看，造成本病可因两个主要因素，一为人体虚弱，不能维持住人体正常的生理周期，此为虚证。其表现为：经色淡红，质稀薄，小腹空坠，头晕眼花，面色苍白，腰酸膝软等；二为病邪壅阻体内，逼迫、打乱了人体的正常周期，此为实证。其主要表现为：经色深红或紫红、质稠黏、有块、腹部胀痛、心烦易怒等。

按摩疗法

操作：**1.** 虚证的治疗。

（1）**仰卧位**。以手掌部在腹部做轻柔的摩法操作15分钟左右，逐渐加一点力量，重点在下腹部。然后再在中脘穴按揉半分钟，关元穴、气海穴分别按揉1~2分钟，以有沉胀感为度。

（2）**仰卧位**。在病人大腿前侧用拿法操作，由上而下反复5~7遍。并在膝关节上方重点拿揉血海穴，力量由轻渐重，约2分钟。再以拇指按揉足三里穴约1分钟。

（3）**俯卧位**。先在背部的重点穴位上，对称的按揉片刻，主要是肺俞、心俞、肝俞、脾俞、肾俞、关元俞等穴。然后用两手拇指分别按压在两侧肾俞穴，相对向中间内侧深部，挤近揉动，先轻渐重至有酸胀微痛感，保持1分钟左右。

（4）**俯卧位**。在背腰做双掌分推法，力量稍重，推10遍。然后在腰部肾腧穴节段用手掌横擦，透热为度。最后从肩至骶臀部，由上而下用轻快的拍法做2遍。

2. 实证的治疗。

（1）**坐位**。站在病人身后，行按弦走搓擦手法操作，反复5遍。再以双手掌小鱼际部位，由上向下擦推少腹5遍，力量稍重。

（2）**仰卧位**。以手掌大鱼际，从脐至耻骨联合部，向下逐渐用力揉推5遍。然后再转移到大腿内侧，用手掌部做按揉法，由上向下移至膝内侧为止，每侧大腿反复按揉3遍。其后，同时点按两侧三阴交穴，力量稍重至酸胀痛感出现后，保持点按半分钟以上。

（3）**俯卧位**。先以点按法分别刺激骶部八髎穴，待病人感到酸胀或胀痛后，以手掌在八髎穴做横向擦动，或斜擦八髎，以透热为度。其后在肩部施拿肩井法操作，力量逐渐加重，动作稍缓，做1分钟。

■ 应注意的问题

1. 月经不调是人的生理失于调理的表现。所以，治疗本病也需重视调理，这包括如饮食、生活起居、学习工作等方面，尽量要规律化。

2. 通过临床的观察，情志抑郁也常是造成月经不调的原因之一。所以，作为丈夫应想方设法使妻子的心情舒畅。

3. 加强身体锻炼，尤其是晨起小运动量的活动，对加强自身的调节能力大有益处。

五十六、按摩治疗经期吐血

在月经来潮前1～2天或行经期间，出现周期性的有规律的吐血、鼻中出血，而又能自止。在这同时，可伴有经量减少，好像月经倒行逆上，故称"倒经"。本病比较少见，但却是比较棘手的病症，中医的观点认为：这是人体体内有热、火而动血上冲的表现。

按摩疗法

取穴： 桥弓、风池穴；肺俞、膈俞、心俞穴；涌泉穴；三阴交、太冲穴。

操作： **1.** 坐位。在颈项部用推桥弓的操作方法，先右后左，一侧推20次，力量宜轻。又以拇指在颈部风池穴稍外侧部位，用按揉法，使之出现很强的酸胀感，保持1分钟。如酸胀感行至头顶并至前额，其效果最好。最后在颈项部轻拿揉1分钟。

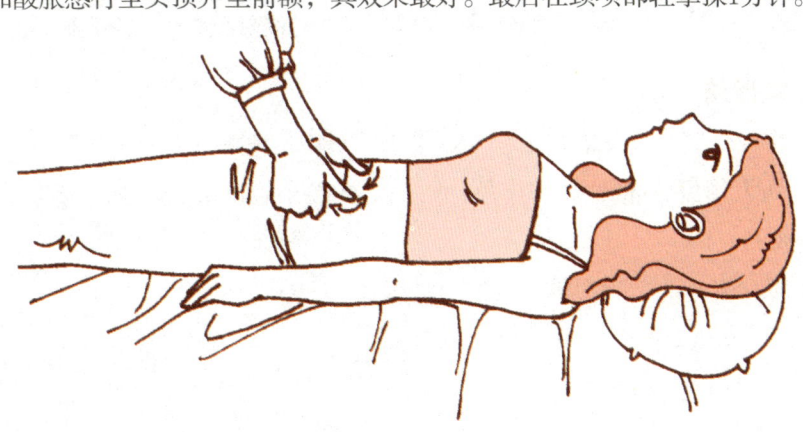

2.俯卧位。在背部取肺俞、膈俞、心俞穴,各按揉半分钟,力量稍重。继由上而下用拇指,沿肩胛骨内侧缘分推,反复操作5～7遍。

3.仰卧位。以双手拇指对称按压在腹脐两侧,稍用力按揉。在揉动过程中,尽量向中间挤按,同时逐渐向髋骨移动,再沿髋骨内缘向少腹部压揉,并旋转揉推至耻骨联合边缘,如此反复3遍,注意力量以病人能够忍受为度。

4.仰卧位。在病人大腿内侧面,用掌擦法操作,使之透热,也可用较重的掌按压治疗。再在脚心涌泉穴斜擦治疗,以热向深部甚至向上传导为佳。

5.仰卧位。较用力点按三阴交、太冲穴。均两侧同时操作,各约1～2分钟。再将病人的双下肢屈曲,使双膝尽量压向胸腹部,反复压3～5次。

应注意的问题

1.有此病的妇女,切忌吃辣椒、姜等辛热之类的食物或药物,宜多吃清淡而富有营养的东西。

2.平时可经常做梳头动作:用双手十指指甲背侧,抵于前额头皮,然后向后推至颈项部位。每次反复3～5遍,力量一次比一次重,重到头皮发痛但自己能忍受为度。

五十七、按摩治疗阴部瘙痒

阴部瘙痒是由于炎症使阴道分泌物增多,刺激女阴的局部所引起的,此外,阴道滴虫病也可引起本病。

本病症状是阴道瘙痒不堪,甚至奇痒难忍、坐卧不安,有时可波及肛门周围,或伴有不同程度的带下,伴有阴部红肿,双侧腹股沟淋巴结肿大,并有触压痛。

按摩疗法

取穴:中极、归来、血海、三阴交、承山、委中、曲池穴。

操作:病人仰卧,术者站于其旁。用手掌揉按小腹部数次。痛点部位多施手法,力量要深透。

上述手法有消炎止痒的作用。适用于轻症。

■ 应注意的问题

1. 讲究卫生，多换内裤。
2. 可将高锰酸钾用温开水冲溶成比例为1：5000的淡紫色，熏洗阴部，每日2~3次。
3. 可用少量食盐冲温开水熏洗阴部，每月2~3次。
4. 也可内服二妙丸药物配合治疗。
5. 忌食螃蟹和辛辣有刺激的食物，饮食宜清淡。

五十八、按摩治疗带下症

妇女阴道内常有如鼻涕、唾液样的黏性分泌物流出，量少、色白、无臭者属正常。如果量多，持续不断，或颜色、性质、气味等见异常变化，并伴有面色萎黄，精神疲倦，乏力，腰酸腹冷，小腹坠胀，阴部瘙痒，小便黄短等症状，就说明已经处于病理状态了，即带下病。病理性白带多由于子宫糜烂、阴道炎、盆腔炎、肿瘤以及生殖器官感染等引起。

按摩疗法

按摩的方法是针对有以上症状表现的情况时应用，如进一步查出为何种病症所致的症状时，可具体根据此病加用其他按摩方法。

取穴：带脉、归来穴；足三里、丰隆、三阴交穴；肾俞、膀胱俞穴；长强、大椎穴；脾俞、肾俞、八髎穴。

操作：1. 仰卧位。在脐部向两侧做分推法5~7遍，力量逐渐加重。然后用两手拇指分别按压住两侧带脉穴，两手中、示指分别按住两侧归来穴，逐渐用力向身体内深部挤按揉，约1分钟。

2. 仰卧位。在大腿内侧用手掌进行擦法操作，以透热为度。分别在双下肢足三里、丰隆穴，以双拇指同时按揉1~3分钟，在三阴交穴按揉半分钟，均以酸胀感为度。

3. 俯卧位。由腰部肾俞至膀胱俞穴，分别向两侧进行分推法的操作，在每次分推之前，拇指先按揉肾俞、膀胱俞等穴片刻，再行推动，力量稍重，反复10余次。

4. 俯卧位。用一手食、中二指扣点尾骨长强穴，点入尾骨端内侧向上用力顶推，约1分钟后突然放手。然后由骶部向大椎穴做捏脊法，反复操作5～7遍。

5. 俯卧位。在腰背部脾俞和肾俞的节段，以手掌做横向擦法，再在八髎穴部位，由上向下斜方向擦动，均以热向腹部内传导为佳。

应注意的问题

1. 妇女有带下病即有炎症，要注意外阴保持清洁、干燥，内裤应用柔软、通气好的纺织物，并经常换洗。洗澡尽量淋浴。

2. 在性交前后，男女双方都应清洗外阴，但有外阴溃疡时应禁止性交。如带下量多、味臭，当在医生指导下应用消炎药品。

3. 少食辛辣食物，且注意身体锻炼。

五十九、按摩治疗盆腔炎

盆腔炎主要是指妇女内生殖器官（包括子宫、输卵管及卵巢）和盆腔组织发生的炎症。这种炎症可局限于某一部位，也可几个部位均受累，并有急、慢性之分。急性盆腔炎症状很严重，如果治疗不当就转为慢性盆腔炎，本书主要介绍慢性盆腔炎的治疗方法。慢性盆腔炎主要表现为：腰骶部酸楚，小腹隐隐作痛或发胀，月经期疼痛较剧烈，还可有低热，白带异常，月经失调、精神疲倦，下肢无力，不孕等症。当劳累、体力衰弱时以及性生活后，以上症状会加重。如果用手按压下腹两侧，还可摸到像绳索样的条状物，并有压痛。

按摩疗法

取穴：子宫穴；中极、子宫穴；八髎穴。

操作：1. 仰卧位。用双手拇指分别在两子宫穴，长时间的按揉，一直要保持比较强烈的酸胀微痛感，然后两手拇指向中间对顶挤按至深部，再向两侧弹拨指下的肌肉，尤其是指拨腹中的绳索样的条状物。本法刺激强，在病人能忍受的程度下操作3～5遍。此法也可选择子宫穴周围的压痛敏感点治疗。

2. 仰卧位。用中指端点按腹部中极穴，再施震颤法操作半分钟以上。再由一侧带脉穴向对侧子宫穴，用手掌根部做频率很高而移动较慢的掌根揉推法，做完一侧再换另一侧，每侧3～5遍。

3. 侧卧位。用手掌在病人下肢内侧，由大腿内侧根部按压，逐渐向下移动至内踝，力量较重地操作3遍，再换另一侧下肢。

4.俯卧位。先在骶部用拳面重力击打3~5下。再在八髎穴部位用横向擦法，以透热为度。

5.坐位。在病人腰椎处用旋转扳法，扳动时拇指压迫脊柱椎体，为压痛敏感节段，以出现扳动椎体的响声为佳。

■ 应注意的问题

1.生活要有规律，性生活要有节制，并进行适当的体育锻炼。

2.中药热敷方法：用羌活、花椒、独活、追地风、红花、白芷、伸筋草、透骨草各15克，防风、五加皮各20克，乌头10克，艾叶40克，鸡血藤60克。将药一起打磨成粉状，装入布袋内，放入锅内隔水蒸热，趁热在下腹部热敷，第二天再用，每袋可用8次。

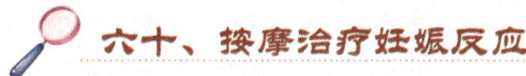
六十、按摩治疗妊娠反应

妊娠反应有恶心、呕吐不适、腹痛、头昏等等，严重时像患了"大病"似的十分难受。为了避免服用那些有副作用的药物，可以选择有保健意义的按摩疗法。

☞ 按摩疗法

取穴：足三里、合谷、内关、三阴交穴。

操作：1.腹部按摩。对妊娠反应，采用腹部按摩的手法是揉摩，即用手掌边抚摸，边揉腹壁下的脏器。如果发现有变形包块，则对包块应重点揉按；如无包块，则可在上腹部的胃脘处，用手掌做顺时针环形揉摩。此后，由上至下抚摸数十次，最后在下腹部做由左向右，而后又由右向左的按摩。以此操作时，绝大多数妊娠反应有所缓解。

2.背部热按摩。对妊娠反应严重的人，以热水袋，在防止烫伤的前提之下，先在腰背部热敷十几分钟，然后将热水袋上下左右移动，移动时稍加压力，以使其发挥按摩的作用。此法对腹部不适有很明显的缓解作用，如果与上述腹部按摩交互进行，则控制妊娠反应的功效就更显著。

3.穴位按摩。在足三里、合谷、内关、三阴交等穴位处做环形按压，不必掐穴，但按摩不宜用较大的力量，对有些妊娠反应就可以起到十分明显的治疗作用。

六十一、按摩治疗孕期浮肿

妊娠期间下肢水肿，经休息不消者，称为"妊娠水肿"。

如在妊娠七八个月以后，只有足部水肿，无其他不适者，属正常现象，可不必治疗。

按摩疗法

操作：1.如系全身性浮肿，可做全身性抚摩，以中等力度的手法，主要是"按推之法"，使全身各处血脉流通。

2.然后，配合腰部热敷及"热按疗法"，使其肾血流量增加，从而起到利尿消肿的作用。这对消除妊娠浮肿颇有意义。

如果系双下肢浮肿，则让孕妇采用半卧位或双下肢略为抬高，然后以较轻的按压、推、摸、轻捏的手法交替混合施用，从足背开始，沿小腿至大腿的方向推拿，如此按摩数10分钟即可消除下肢浮肿。如果第二天下肢再次出现浮肿，可采用本法继续治疗，直到分娩为止。

六十二、按摩治疗胎位不正

在医院，经过妇产科医生检查和各种理化检查诊断是胎位不正的，可按下法进行治疗。

按摩疗法

操作：孕妇采用膝胸卧位，然后在背部以手半握拳，轻轻敲击。此种敲击需要注意不能用力太大，以免损伤肾脏和其他脏器，也不宜使用太快频率，因频率太快，敲击的震动力会传到腹部。有效的手法是，以中等力度（不产生痛苦），按每分钟20次左右频率敲腰背部中间，这将有助于胎儿在子宫中转至正常胎位。

应注意的问题

对于体弱和由于各种原因难以耐受敲击者（包括紧张、害怕敲击震落胎儿者），则让其取膝胸卧位，只在背部抚摩也可达到纠正异常胎位的目的。

注意不可用力过大过猛，复位手法不宜反复进行。若不成功，最好还是去医院请教妇产科医生，以免发生意外。

六十三、按摩治疗子宫后倾

子宫后倾容易引起腰痛以及其他多种不适，诊断这种疾病当然还要靠妇产科医生通过内诊及B超才能诊断，子宫后倾的复位也主要应由妇产科医生来完成。但是，如果做丈夫的懂得一些妇产科及按摩的知识，这种复位也可在家中进行。

按摩疗法

取穴：足三里、三阴交、涌泉穴。

操作：在消毒状态下，戴手套将示指和中指插入阴道，固定子宫颈，然后以另一只手在下腹部按压，将后倾的子宫体推向前下方。按压的手法是先触及子宫体，然后由上后方向前下方推压。

应注意的问题

当子宫由上述操作获得转正之后，可每日采用1～2次膝胸卧位式锻炼，其间在腰背部多做按摩，手法以使患者舒适为主，不必使其震动太大。同时，配合掐足三里、三阴交、涌泉穴，可巩固其疗效。

六十四、按摩治疗产前和产后腹痛

现代医学认为，产前和产后腹痛都是子宫收缩、痉挛造成的，腹痛多呈阵发性，痛时有紧掣牵拉感。产前腹痛间歇渐短并渐加剧，还伴有头目胀痛，烘热，胸闷欲呕等。产后腹痛间歇渐长，痛势绵绵，伴有头晕眼花、肢倦乏力等。

按摩疗法

取穴：三阴交穴；膻中、血海穴；足三里、太溪、涌泉、肾俞穴。

操作：1.患者仰卧，术者坐或立其侧，一掌横置其脐上，另一掌横置于耻骨上，随其呼吸，两掌做上下起落、轻重适度的按摩，操作3～5分钟。

2. 单掌摩腹5～8分钟,产前痛者摩时按逆时针方向;产后痛者摩时按顺时针方向。

3. 以稍重手法点按,弹拨三阴交穴1～3分钟。

4. 推擦四肢内、外侧面,以热为度,推大腿内侧时,产前腹痛方向从上向下,产后腹痛方向则从下向上。

5. 产前腹痛者,除上述手法外,再加:①术者以双掌分别从脐旁两侧少腹斜向耻骨推擦3～5分钟;②捏拿两侧腰部肌肉30～50次;③点按膻中穴1分钟,并做局部擦法,以热为度。按揉血海穴1～3分钟。

6. 产后腹痛者,除1～4手法外,再加:①术者以双手推擦其腹股沟处1～3分钟。②按揉足三里、太溪穴各1分钟。③推擦涌泉穴,以热为度。④术者或患者本人空拳叩击腰部肾腧穴30～50次。⑤患者本人可自我运动,即仰卧位,屈曲两大腿,足掌仍平贴于床面,然后腿依次放平,反复操作,量力而行。另可双腿屈膝、屈髋,继而双腿交替伸直、屈曲做凌空"蹬车"运动,量力而行。

六十五、按摩治疗乳汁不足

乳汁不足中医认为有属虚和属实之分。虚证可见:乳汁不足,甚至全无,乳房不胀,乳汁清稀,面色苍白,饮食较少等,多因身体虚弱而成;实证是因情志失调造成的,可见:乳汁涩少不通,乳房胀痛,胸闷,大便干结等。

对缺乳的治疗,我们仍强调综合性的多方面治疗,如此效果才好。

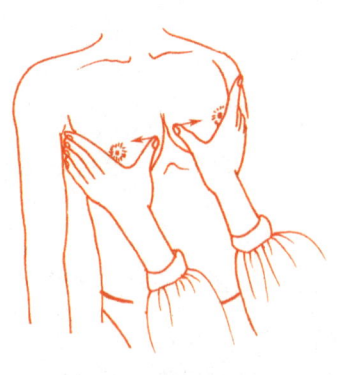

▲ 图59 分推膻中法

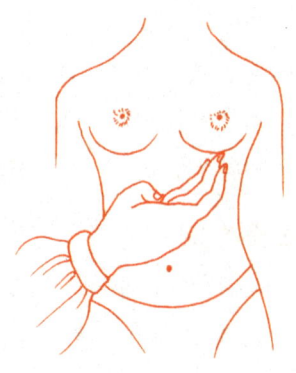

▲ 图60 点揉乳根穴

👉 按摩疗法

取穴：膻中穴；乳根穴；肩井、曲池、内关、外关、合谷穴；中脘、关元、足三里、三阴交穴。

操作：**1.**坐位，先在膻中穴按揉2分钟，以酸胀为度，然后由膻中穴向两侧做分推法操作100次左右（图59），再用大鱼际由膻中穴向下推抹50次。

2.坐位，以中指点按乳房下乳根穴，要找准穴位，点揉有酸胀感觉后，长时间揉压穴位约5分钟（图60）。

3.如果是属于实证，可采用坐位，在腋下以双手掌做按弦走搓摩，操作5～7遍，然后再擦胸胁部，由后向前斜擦，以温热为度。

4.坐位，做拿肩井法约3分钟。再按揉肘部曲池穴、内关、外关穴共约2分钟。然后一手拿住病人手掌，并用拇指按住合谷穴，另一手拿住小指，一边按揉合谷穴，一边反复搓捻小指，重点是小指末节，约5分钟。

5.俯卧位，在背部脾俞、胃俞、肝俞穴分别按揉半分钟，力量稍重。虚证患者可在脾俞穴节段用横擦法，以透热为度。

6.属于虚证的病人，取仰卧位，在腹部用摩腹法治疗，同时按揉中脘、关元穴，共约10分钟。再在双下肢同时按揉足三里穴1分钟，三阴交穴半分钟。

■ 应该注意的问题

1.乳汁的分泌靠神经系统的调节，因此，精神状态等因素对其影响极大，故要求产妇生活要有规律，精神愉快，睡眠充足。

2.乳汁的来源靠营养，所以宜补充营养物质，多吃汤类，如猪蹄与黄芪、当归炖汤，或与王不留行炖汤，鲫鱼与黄豆芽煮汤等。

3.乳房需要多吸吮，这是一种良好刺激，可引起反射性的乳汁分泌。所以可应用吸奶器或丈夫帮助吸奶。另外，还应注意哺乳的方法是否正确。

🔍 六十六、按摩治疗乳房红肿疼痛

乳房红肿疼痛，尤其是初产妇的乳房产生红肿疼痛，那么很有可能是得了乳腺炎，中医称"乳痈"。一般症状是：初期时，乳房肿胀疼痛有的局部有包块，皮色或白或红，伴发热恶寒；成脓期时，乳房肿块增大，发红疼痛，并有持续啄痛，乳头可有脓液排出，久则溃烂流脓，如排脓不畅，肿硬不消，余热不退，则要迁延时日。造成急性乳腺炎的病理机制，通俗地说，主要是由于乳腺不畅通，乳汁淤滞而成。

按摩治疗在乳痛初起尚未成脓时为好，如为脓熟阶段，此时不宜按摩。还需注意，病侧乳房不可乱揉捏，而需有章法的治疗，局部治疗时，手法宜轻快、柔和。

按摩疗法

取穴：膻中、乳根穴；风池、肩井、合谷穴；肝俞、脾俞、胃俞穴；中脘、天枢穴；内关、公孙穴。

操作：1. 坐位，在胸部膻中穴按揉，以酸胀为度，再由膻中穴向两侧做分推法，反复操作50次。然后以中指端，点按病侧乳根穴，逐渐用力至出现酸胀微痛感后，持续2分钟。

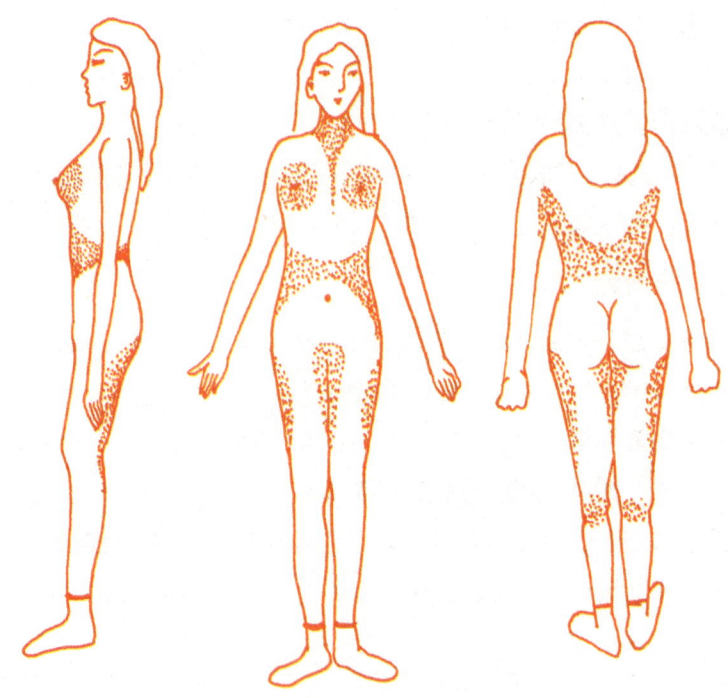

2. 坐位，以一手从下托起病人的病侧乳房，另一手以大鱼际、虎口和示指部位，从病侧乳房的内、外、上方成半圆形，向乳头方向推拢，各方向反复顺推5～7遍，着力逐渐加重，可使乳汁和脓液自乳头排出，排净凝结的阻塞物。

3. 坐位，先给予拿颈项风池法操作1分钟，拿肩井操作1分钟。分别轻揉双侧合谷穴半分钟，再反复捻小指，重点是搓捻小指末节，两手各捻1分钟，力量逐渐加重。

4.坐位，在与病乳相对的背部，用掌根反复按揉1分钟。

用拇指分别按揉或指按背腰部的肝俞、脾俞、胃俞穴，各约1分钟，要出现较强的酸胀痛感。

5.仰卧，重点在上腹部行摩腹法，操作5分钟，再分别按揉中脘、天枢穴各1分钟，力量稍重。

6.坐位，以右手拇指点按病人左手内关穴，以左手拇指点按病人右脚公孙穴，同时用力，逐渐加重至出现酸胀痛感，保持2分钟，如病人出现胸腹部轻松感，效果较好。

■ 应该注意的问题

1.以三角巾或胸罩托起患侧乳房，不可压迫，既减少活动牵拉感，又可使脓液顺畅而出。如果未成脓的可同时配合热敷法。

2.产妇哺乳时应注意胸部保暖，按时哺乳，每次喂奶要喂干净，婴儿没吃完可借助吸奶器。如出现病症，则应停止喂奶，更应充分吸出奶汁。

3.病症应以预防为主，妊娠5个月后应常以75%的酒精棉球擦洗，若有乳头痂皮，可擦些食用油使其软化后洗去。产前每天用手平拉乳晕，或是轻拉乳头几下。

六十七、按摩治疗产后大便不通

产后妇女，饮食如常，但大便不畅通，甚至好几天不排大便，或是排便时干燥疼痛，难以排出，这种证候的出现，主要是由于分娩时，血液和水分丧失得太多，以致肠道失去了津液的滑润，而使粪便积于肠道不能排出。

产后妇女的按摩手法治疗，均要用轻柔的手法，需较长时间操作。

☞ 按摩疗法

取穴：中府穴；中脘、气海、天枢穴；血海、三阴交穴；肺俞、大肠俞、腰阳关、长强、肩井穴。

操作：1.坐位，用两手中指分别点按病人胸部中府穴，待逐渐用力至出现酸胀感后，持续1分钟。再用手掌横擦胸上部，以透热为度。

2.仰卧，以手掌顺时针摩腹治疗约10分钟，同时可分别按揉中脘、气海和两侧天枢穴，以出现酸胀感为度。然后，用小鱼际沿两侧少腹，由上向下斜擦，以透热为度。

3.仰卧，以双手小鱼际在腹部肚脐两旁，由两侧向中间捧起腹中肌肉组织，并对称挤揉操作约1分钟，再用一手掌根，从脐向下（肛门方向）做颤推法操作，推移很慢，操作时间越长越好。

4.仰卧，将病人膝屈曲，反复拿揉病人小腿后侧，力量稍重，约5遍。再用拇指按揉小腿内侧部位，以出现酸痛为度。然后拿揉血海穴半分钟，按揉三阴交穴半分钟。

5.俯卧，按揉腰背肺俞、大肠腧穴，稍用力至出现酸痛感。再由腰阳关用手掌根推向长强穴，反复5遍后，又在此擦动，由上向下，以透热为度。接着以中指扣点长强穴，力量不宜太重，约1分钟。最后轻柔的拿肩井1分钟。

应注意的问题

1.有便秘的产妇，吃一定量的蔬菜、水果。应多喝水，做到定时排便。即使排便时较困难，也不可太用力。

2.适当活动，做下蹲起立动作，以及仰卧床上，做屈膝屈髋，使大腿尽力压向腹部。

六十八、按摩治疗产后汗出淋漓

产后的妇女，因其体质虚弱，常在饮食时或稍活动后，以及睡眠中，汗出较多，一般汗出多或持续时间长而不自止者，称"产后自汗"，其在睡眠中不自觉的汗出，醒来即止者，称为"产后盗汗"。

按摩疗法

取穴：风池穴；中府穴；肺俞、心俞、肓俞穴；合谷穴；复溜、太溪、涌泉穴。

操作：1.坐位，先在颈项部由上而下施拿法，操作3分钟，再很轻柔地按揉风池穴治疗，然后将头项左右轻轻地摇动片刻。

2.坐位，用中指点按胸部两侧中府穴，按揉至酸胀感出现后，持续1分钟。再在整个胸上部用手掌做横擦操作，以透热为度。

3.俯卧，在肩背部以掌按揉操作片刻，又用拇指按揉胸背脊柱两旁，以压痛敏感部位为重点，以及肺俞、心俞、膏肓穴，做稍用力按揉，各约1分钟时间。

4.俯卧，将病人整个上肢从上至下拿2遍，再按揉两合谷穴各1分钟，然后，以拇指端顶住病人的小指端，较重用力揉动1分钟，使之出现较强的酸胀痛感。

5.俯卧，在小腿下端用拿跟腱手法，操作约3分钟，重点在复溜穴和太溪穴，两穴需稍用力拿揉，以出现酸胀痛感觉为准。最后擦脚心涌泉穴，透热为度。

■ 应注意的问题

1.产后的饮食营养一定要跟上身体的需要，还可在煲汤中放一些黄芪以助止汗。

2.自己可经常以手在面部做洗脸动作，反复搓揉面部皮肤，再以手向后做梳头动作，反复数次。

六十九、按摩治疗引产和流产后腹痛
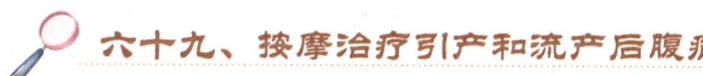

妇女在做了引产或流产后，由于子宫的收缩而引起的小腹疼痛，与刚生过孩子后的腹痛是一样的，也可以叫作产后腹痛。但由于没有做母亲的喜悦，故妇女心情不好，注意力更容易集中到疼痛上来，此时，丈夫的按摩治疗，除可治疗腹痛外，还可在心理上给予安慰。

☞ 按摩疗法

取穴：天枢、归来穴；血海、三阴交穴；肾俞穴；腰阳关穴。

操作：1.仰卧，用食、中、无名三指在天枢穴按揉1分钟后，向下边按揉边推移至归来穴，两侧均操作，力量以轻柔为佳。

2.仰卧，在髂内侧缘，用拇指向下外方向按揉1分钟，力量可稍重。然后，在腹部脐周及下部，用摩揉法轻柔地操作5分钟。再按揉两旁的血海穴、三阴交穴各1分钟，力量稍重。

3.俯卧，以拇指在背脊柱两侧，反复由上而下弹拨筋肉各3遍，再以双拇指分别按压在两肾俞穴，稍用力向深部按揉，约2分钟，出现酸痛感为度。

4. 俯卧，用双手掌由腰阳关穴，向两侧分推5次，力量稍重。再分别揉捏腰两侧的肌肉，力量轻柔，共操作5分钟。然后，用手掌由腰向臀部揉推3遍。

5. 俯卧，在大腿后侧拿捏5遍，又用手掌揉按两大腿内侧。再在颈项部拿揉颈项2分钟，最后，做拿肩井操作1分钟，力量均轻柔。

应注意的问题

1. 产后腹痛同时还伴有出血多时，不能做腹部治疗，腰部也宜轻柔，主要以远端部位治疗为主。

2. 病人注意保暖，适当下地行走。

3. 可在医院开一些温经散寒的中药，以纱布包好，将其蒸热后，置于腹部熨抹，每日2次。

七十、按摩治疗子宫下垂

子宫下垂是指子宫位置低于正常者。一般由于生育过多，不合理的接生，产后过早的参加重体力劳动，长时间站立，蹲着劳动和慢性咳嗽等增加腹压的因素，使支持子宫的韧带逐渐松弛所致。

中医学称之为"阴挺"。因体质虚弱，中气下陷，冲任不能固摄，或湿热下注所致。

其症状表现为阴部有物下坠，轻者仅觉腰酸，下腹有重坠感，较重者宫颈脱出阴道口外，重者宫颈及宫体全部脱出阴道口外。病人自感行走时下坠感加剧，平卧时子宫可上缩，同时伴有排尿困难或尿频。

按摩疗法

取穴：肾俞、命门、秩边穴。

操作：1. 病人仰卧，两膝屈曲，术者站于其旁。用拇指与其余四指相对在小腹部做提拿震颤法数次。动作要缓慢。

2. 用手掌根自耻骨向上做按推法数次。力量要柔和，可使子宫有上提的感觉。

3. 病人俯卧，术者站于其旁。用手掌按揉腰骶部数次，痛点部位多施手法。

4. 对症治疗：膀胱膨出者，弹拨大腿内侧的筋腱3～5次，按压曲骨穴；直肠膨出者，按压会阴穴和腰俞穴。

应注意的问题

1. 应保证患病妇女不能做重体力劳动，不得过于劳累，这是不让病症加重或复发的重要因素。

2. 性生活肯定受影响，男方应体谅，如脱出子宫因摩擦感染而引起溃疡，应禁止性交。

3. 买食醋半斤，放在痰盂内，另外用一具小铁器，将其烧红后放入盂内，顿时醋沸腾，病人则坐于痰盂上，熏15分钟左右。

4. 让病人双脚交叉状坐于床上，练习做肛门一缩一放的提肛运动，早晚各1次，每次约10分钟。

5. 如果有慢性咳嗽、习惯性便秘者，应尽快治疗，控制病症。且不可下蹲过久。

七十一、子宫、乳房切除后的按摩

子宫切除可因妇女的许多疾病造成。如子宫的良性或恶性肿瘤、顽固的功血、子宫内膜异位症等原因，必须施行子宫切除手术。乳房切除是因患乳腺癌而采取的乳房切除手术。不管是子宫，还是乳房切除后，它所引发出来的问题都是很复杂的。

第一，一般妇女本能地把她的性功能同生殖能力视为一体，认为乳房是女性的特征，是诱导性兴奋的器官，当行切除手术后，不可避免地造成心理上的问题；第二，子宫或乳房的切除，本身对病症的治疗就不是绝对彻底的，还有待进一步治疗；第三，切除术后的妇女，对性行为的兴趣降低了，但对夫妻间身体接触的欲望都无一例外地大大增加了。

总之，对于本病的各种表现，我们没必要专门表述，而给读者介绍的一系列治疗和辅助方法，至少对以上所述三种情况大有益处。

治疗中的体位及手法操作，应尽量随其自然的方式进行，以按摩后感觉舒适为准。

按摩疗法

取穴：风池、肺俞、脾俞、天宗穴。

操作：1.坐位，以拿颈项风池法操作3分钟，力量较轻柔，拿揉风池穴可稍重。继之用拇指由上向下按揉背部膀胱经的穴位，每穴按揉2~3秒，按揉至腰部，一边按2遍，重点是肺俞和脾俞穴。然后，双拇指按揉两天宗穴半分钟。再将食、中指按入腋中，进行腋后壁肌肉的拿捏法操作，一边约1分钟。整个手法均以轻柔为主。

2.仰卧，在病人眼眶周围做"8"字揉法操作，往返10余次，再以拇指、食指夹住耳轮，由上而下轻柔地捏搓捻动3~5遍，做完后捏住耳垂，轻轻向下牵拉2下。

3.仰卧，以下腹部为重点做摩腹法操作，同时在手术的伤口部位稍用力揉动，共约10分钟。如果伤口已愈合好，可用两手抓住伤口瘢痕，适度地向上提拉抖动。

4.仰卧，在大腿内侧用掌按揉1遍后，再施轻而慢的掌擦法（不需涂油脂物，频率90次/分以下），以温热刺激为度，再轻按揉血海穴、三阴交穴。

5.俯卧，将两手拇指分点按揉两肾俞穴、两腰眼穴，以酸胀为度，治疗各2分钟。再在整个下肢用轻柔的拿法操作3遍。

6.俯卧，做捏脊法5~9遍。再拿肩井，轻柔地操作2分钟。最后，从肩背部到小腿，用很轻快的拍击法操作2遍。

应注意的问题

1.术后对男女双方来说，精神和生理上均有一定影响。所以，男女双方都应体谅理解，多相互交谈，消除顾虑，尽量找到一种相适应的生活方式。

2.术后少吃韭菜、生葱，避免生冷、油腻饮食，多吃水果，并注意饮食调补。

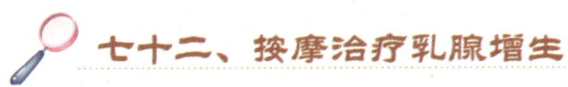

妇女，特别是未婚妇女乳房内有一个或多个大小不等的囊肿，称为乳腺增大。

其主要症状表现为：在一侧或双侧乳房可摸到圆形大小不一的易于推动的结节肿物，局部常感隐痛或刺痛，尤其是月经前疼痛较为明显。乳房表面正常，大多无触痛或压痛，患者常伴有头晕、烦躁、易怒、口苦等症状。

👉 按摩疗法

操作：1.仰卧，术者站其旁，双手五指略分开，形似梳状，从胸正中向胁侧分别顺循左右分梳，双手对称，着力和缓，往返梳理。

2.点按乳根。

3.仰卧，术者于其上腹部推拿后，双手拇指伸直，余指屈曲，将拇指分别置于左右章门，同时对点，点而按之，按而合之。

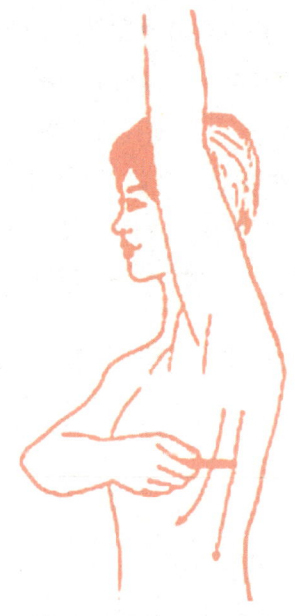

4.坐位或俯卧，术者双手拇指分别置于两侧腋后，余四指插于患者腋窝内，两手同时用力，提拿冈下肌、大圆肌后抵于指下搏动之极泉，点而按之。

5.用手掌大鱼际贴于患者乳房乳腺增生处，施以轻柔和缓的摩按法，以患者自觉舒适、透热为度。

🔍 七十三、按摩治疗产后受风

生孩子或流产后的妇女，都要求避风寒、保温暖，但仍有许多妇女因产后不慎，上肢或下肢、或身体其他部位，吹风受寒以致出现肢体、关节酸楚疼痛，麻木沉重的症状。

俗语讲："月子里的病月子里治"，所以对产后身痛现象的出现丈夫应及时给予治疗且手法宜轻柔，按摩部位尽量大一些。

按摩疗法

取穴：肩井穴；环跳、承扶、委中、承山穴。

操作：1.坐位，在颈项部反复拿捏，再拿肩井操作，共约5分钟。

2.仰卧，分别将整个上肢由上而下拿捏5遍，力量稍重。

如果是上肢疼痛为主，就在痛点位置反复按揉3~5分钟，并依以下顺序按揉穴位，极泉、曲池、内关、外关、合谷穴，各约半分钟。

3.仰卧，将上肢用搓法治疗，先从肩部开始，搓到腕关节，再轻轻抖动上肢。然后摇动肩部，屈伸肘关节，摇动腕关节，力量不可太重，适当摇动即可。

4.仰卧，在下肢前侧用双手行拿揉法操作，以大腿为重点操作1分钟。再将膝关节屈曲，用双拇指按住两膝眼穴，稍用力按入深部时，反复揉动3分钟，再按揉另

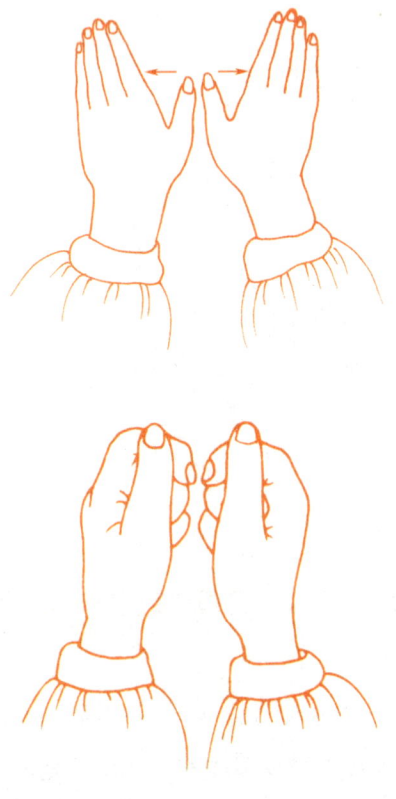

一下肢。

5.仰卧,分别摇动髋关节,屈伸膝关节,摇踝关节,反复活动各关节,重点是踝关节,约6分钟。

6.侧卧,先依顺序压环跳穴,按揉承扶、委中、承山穴,再在下肢外侧以大腿为重点用掌揉推操作5遍,如有痛点,则在此点长时间按揉或揉捏,并在痛点处顺肌肉纤维方向,用擦法透热入内。

7.俯卧,在背部由上向下揉推3～5遍,然后用擦督脉、擦膀胱经法操作,以透热为度。其后在下肢后侧,由上向下拍打2遍。

应注意的问题

1.产后应绝对卧床休息,不可久坐久站,但也要适当下床活动一下。

2.产后衣服、被褥厚薄适宜,不可为保暖而致太热,出汗太多,否则,汗收之时就可能造成本病。

3.产妇一定要注意营养的摄入,这样有利于身体恢复。

七十四、平安度过更年期的按摩疗法

更年期是指卵巢功能从旺盛状态逐渐衰退到完全消失的一个过渡时期,其中以绝经时的表现最为突出。绝经的年龄因人而异,一般在45～52岁之间(这里主要介绍女性更年期),部分妇女在绝经前后可以出现一系列以自主神经功能失调为主的症候群,称更年期综合征,如月经不调,情绪不安,烦躁或忧郁,轰热汗出,头晕耳鸣,心慌失眠,手心脚心发热,腰酸腿软,肢体浮肿,全身乏力等。

更年期是一个自然过程,所以主张每天坚持治疗,以帮助病人适应自身的生理变化过程。

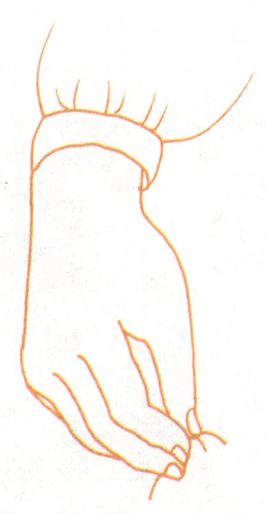

按摩疗法

取穴:风池、风府穴;天宗、脾俞、肾俞、腰眼穴；关元、气海、三阴交、太冲穴。

操作：1.坐位，在头面部做开天门手法50次，分推坎宫手法50次，两拇指相对按揉太阳穴约1分钟，其用力均由轻逐渐加至稍重的程度。再在颈项部用拿颈项风池法操作3分钟，并重点按揉风池、风府穴，以酸胀为度。继之予拿肩井治疗约1分钟。

2.俯卧，在病人背部正中，由大椎向腰骶做"八"字推法操作，力量逐渐加重，反复3~5次。又以手掌根部，由上而下按压脊柱两旁筋肉，并向外推拨，操作3~5遍。

3.俯卧，分别点按揉天宗、脾俞穴、肾俞，各约1分钟，两侧同时进行操作，以酸胀为度，再挤按腰眼穴半分钟。然后在双下肢后侧，由上而下反复拿揉，力量稍重。

4.仰卧，先在整个腹部给予轻柔的摩腹法，操作约5分钟，并结合按揉关元、气海穴。然后按揉下肢三阴交、太冲穴各约半分钟，再斜擦脚心涌泉穴，以透热为度。

应注意的问题

1.正确认识更年期是一个正常的生理过程，消除对更年期的顾虑和精神负担。

2.更年期时注意劳逸结合，保持情绪稳定，睡眠充足，适当限制脂类及碳水化合物的摄入。

3.积极锻炼身体，增强体质。

4.做妇科手术时，45岁以下的妇女尽量保留卵巢组织，防止更年期综合征的发生。

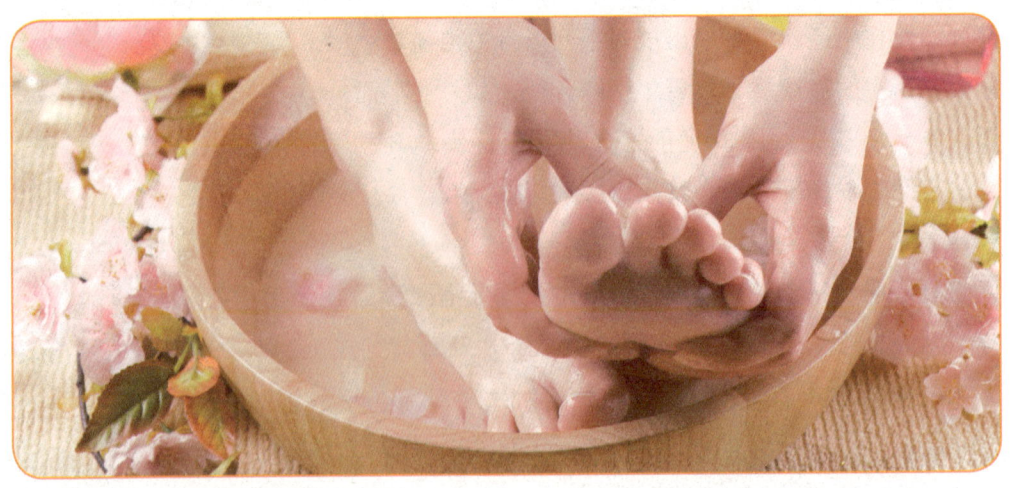